Carole Prost

Comment mieux vivre sa grossesse

Dangles
EDITIONS

Je tiens à remercier mon mari, Emmanuel,
qui m'a aidée à devenir une mère « acceptable » et heureuse,
et mes deux filles qui m'ont fait grandir.

Merci également à Olivier Soulier pour son soutien précieux
et ses qualités d'éclaireur sur le chemin de la vie.

Carole Prost

ISBN : 978-2-7033-0996-3

Une marque du groupe éditorial PIKTOS
Z.I. de Bogues – rue Gutenberg – 31750 Escalquens

www.piktos.fr

Préface

Chaque femme souhaite que sa grossesse soit un moment de sérénité et d'épanouissement pendant lequel elle va pouvoir vivre ce qu'elle ressent comme merveilleux et essentiel.

Elle réalise bien que tout est important, elle souhaite y apporter la plus grande attention. Elle souhaite aussi faire participer son mari, qu'il la soutienne et l'accompagne. Faire participer les enfants qu'elle a déjà.

Dans son souhait, elle va faire une quête d'information, de moyens et de méthodes qu'elle essayera de trouver les plus justes. Elle ne trouvera pas forcément, ni facilement, des pistes naturelles. Et dans les temps qui courent, elle recherchera souvent ce qu'il y a de plus écologique, à l'heure de la médicalisation et de l'industrialisation.

Elle réalise bien que ce moment de grossesse est un moment qu'elle voudra le plus naturel. Le livre de Carole Prost est un recueil de trésors dans cette quête. Une grossesse calme et tranquille.

Et nous en tant qu'adulte, ex-enfants et parents, nous avons tous souhaité avoir la plus harmonieuse des grossesses, et pourtant nous savons que cela n'a pas forcément été le cas.

En tant que médecin homéopathe, diplômé de gynécologie médicale, j'ai eu l'occasion d'accompagner en trente ans des milliers de grossesses.

La médecine et chacun d'entre nous est confronté à un paradoxe important. Les progrès médicaux ont permis, dans ce dernier demi-siècle, de faire disparaître la plupart des risques de la grossesse. Mais cela se paye d'une forte médicalisation. En même temps, nous recherchons un retour et l'usage de modes les plus naturelles.

N'oublions jamais qu'un bon accouchement se prépare tout au long de la grossesse par le maintien d'un équilibre. Qu'une femme qui arrive détendue et en forme à l'accouchement le vivra plus calmement et plus facilement pour le bonheur de tous.

Carole Prost raconte très bien son expérience de maman avant d'être celle de naturopathe et sa quête de solutions naturelles. Elle les met en forme pour chacun d'entre nous dans ce livre, de façon simple et claire.

Dans mon travail, j'ai beaucoup développé sur le sens des maladies et sur l'embryologie, le fait que je considère la grossesse comme un recommencement non seulement de la vie, mais de toute la vie. Comme si chaque nouvelle grossesse était un « remake » du big bang et que chaque humain n'était pas seulement un petit pas sur le long chemin de la vie, un petit pas qui succède au précédent, mais chaque vie c'est tout l'Univers qui se revit en accéléré. Vous êtes chacun d'entre vous tout l'Univers.

Et quand une femme porte un enfant, elle a ce privilège extraordinaire d'être « au service de la création ». La conscience de ce véritable miracle permettra à toute femme de réaliser, comme elle le pressent, tout le merveilleux qui se joue en elle. Elle pourra y apporter tout le soin qu'elle désire. Elle pourra aussi réaliser que dans ce miracle qui l'habite, elle ne pourra presque rien contrôler. C'est de cet abandon à la création que la nature va se servir pour accomplir toute sa force. Fini les « Je suis fatiguée », « Je n'arrive plus à faire les choses comme avant », « Ma maison n'est pas aussi rangée que je le voudrais », « Je ne suis plus la femme performante que j'ai été ou que j'aimerais être ».

Nous voici dans le champ de « Je prends la vie comme elle vient, j'accueille tout ce que je ne comprends pas et je laisse faire, je dois simplement essayer d'être calme et détendue, au service de la vie ». Le reste est secondaire.

Et le père dans tout cela ? Il est le gardien et le protecteur. Par sa présence, il assure la sécurité et le calme. Dès à présent son rôle est essentiel, il est important qu'il le réalise, lui et la future maman. Savez-vous, anecdote scientifique qui peut paraître drôle mais bien caractéristique, que le sperme du géniteur déposé de façon régulière dans le vagin maternel tout au long de la grossesse protège la mère et l'enfant de nombreuses pathologies, dont en particulier les hypertensions graves et les éclampsies, complications redoutées et très dangereuses pour la mère et l'enfant. Il contient aussi une molécule appelée « spermine » qui apaise le cerveau maternel.

La nature a bien positionné les complémentarités dans un moment ou la mère peut paraître la seule indispensable. Le maintien d'une sexualité épanouie pendant toute la grossesse est essentiel. Il assure tonus et vitalité pour l'utérus et le bébé, et pourra même assurer un déclenchement au moment opportun.

Toute femme enceinte doit avoir conscience de l'importance de cet équilibre tant pour la grossesse que pour l'enfant à venir. Elle doit bien garder à l'esprit qu'au-delà de son ventre, c'est l'équilibre du couple qui sera le vrai berceau de l'enfant, futur adulte.

Qu'au-delà de tout cela, c'est le couple qui est et doit rester le plus important, dans ce moment où la mère, toute à sa joie, pourrait se sentir tellement remplie qu'elle pourrait penser se suffire à elle-même avec son enfant.

Je voudrais ici rappeler les mots de Boris Cyrulnik : « Au comble des injustices, il n'y aura jamais de bonne mère tant qu'il n'y aura pas à côté d'elle un père à égalité. »

Alors futures mamans, futurs papas, futurs grands frères et grandes sœurs, par sa simplicité, ce livre pourra vous aider à faire simple. Et c'est peut-être cela le plus difficile.

Prenez le temps de faire simple.

C'est Émile Zola, qui disait : « Je fais long et compliqué parce que je n'ai pas eu le temps de faire court et simple. »

Faire simple est souvent la meilleure voie, et elle prend du temps et de l'attention.

Olivier Soulier

Introduction

La grossesse désigne l'ensemble du processus de gestation au cours duquel le fœtus se développe dans l'utérus maternel. Elle dure en moyenne neuf mois, soit moins de quarante semaines. L'année de grossesse se compose de treize mois : les deux mois précédant la conception, les neuf mois de grossesse et les deux mois suivant la naissance.

C'est une occasion pour la femme d'évoluer au cours de cette période de changements, de rapides adaptations physiques et d'émotions parfois violentes. Plus encore qu'un moyen pour « grandir », la grossesse est une formidable aventure qui prend racine bien au-delà de nos vies puisqu'elle reprend à chaque fois l'histoire de toute l'humanité.

La naissance de mes enfants a été une formidable aventure et mes deux grossesses deux expériences assez différentes. Pour ma première grossesse, j'ai été confrontée à la vision médicale de la maternité. J'étais plutôt jeune et ignorante des alternatives existantes pour une prise en charge plus douce et proche de l'être humain.

Les méthodes actuellement pratiquées dans le domaine de l'obstétrique (devenu essentiellement masculin) ne prenant en considération que la partie physique de l'être, il n'est donc pas très étonnant de constater de nombreuses lacunes dans la prise en charge ressentie par une grande majorité des femmes pendant le déroulement de leur grossesse.

C'est le constat que je fis, après mon premier accouchement, sous péridurale et dans une maternité classique. Au moment où je suis tombée enceinte de mon deuxième enfant, mon approche était déjà très différente. Je venais de terminer ma formation de naturopathe, ce qui m'avait poussé à de nombreuses recherches dans ce domaine. Je fis donc le choix d'être suivie par une sage-femme plutôt que par un gynécologue et nous avons opté mon mari et moi pour un accouchement à domicile.

Ces deux expériences dans leur diversité m'ont grandement enrichie sur la façon d'aborder cette période de la vie d'un couple.

La grossesse est un état avant tout physiologique et donc naturel et non pathologique.

Je vous propose d'envisager, de la conception à la naissance, un accompagnement basé sur des alternatives naturelles et globales. L'approche que vous allez trouver dans ce livre s'inscrit en parallèle des méthodes conventionnelles pratiquées depuis le siècle dernier, très éloignées des valeurs et du bon sens que préconisaient jadis les « femmes-sages ».

Je vous propose ainsi de découvrir comment utiliser ce que la nature met à notre disposition. Les aliments et les plantes, mais aussi les techniques bénéfiques à la future mère afin de favoriser la fertilité, de soulager les petits maux de la grossesse et de la préparer à un accouchement en douceur, de la manière la plus naturelle possible. Enfin, de voir comment encourager l'allaitement et remédier aux différents problèmes susceptibles de survenir à cette période.

L'objectif de ce livre est d'établir un précis naturopathique au fil de la grossesse, à destination de la future mère (et de celui qui l'accompagne), lui permettant ainsi de vivre en harmonie avec son environnement, d'être à l'écoute de son corps, ancrée dans la terre et si possible en symbiose avec l'univers qui l'entoure.

Naturopathie holistique, suivez le guide...

Je vous invite à découvrir une vision de la naturopathie qui considère tout individu dans sa globalité et non seulement dans son rapport à l'alimentation ou à son hygiène de vie.

Nous pourrions envisager la conception d'un enfant comme une réplique de tout acte de création dans l'Univers. Le rôle de l'homme, futur père, en tant qu'élément qui impulse la vie grâce à son énergie puissante, est d'ensemencer la matière féconde, terrienne, représentée par la femme, future mère. C'est l'action de l'énergie sur la matière. De cette alchimie primaire et extraordinaire va naître un « petit d'Homme » qui va traverser de nombreuses phases d'évolution résumant toute l'histoire de l'humanité avant de prendre l'aspect définitif d'un être humain.

Les deux êtres fondamentaux et nécessaires à la création et à la reproduction de la vie étant l'homme et la femme, il importe évidemment de favoriser l'harmonie et le bien-être de ces deux éléments créateurs afin de permettre au futur bébé de se développer dans les meilleures conditions possible.

Selon la vision du naturopathe, chaque être humain est la synergie de différents plans, que nous appellerons **plan psychique**, **plan vivant** et **plan physique**.

Le *plan psychique* correspond bien sûr au siège du cerveau et du système nerveux, au mental et à la partie instinctive et intuitive de l'humain.

Le *plan vivant,* quant à lui, est le siège des fonctions vitales, des échanges physiologiques et métaboliques qui sont indispensables à la croissance et à la conservation du potentiel vivant de chaque cellule.

Le *plan physique* est celui qui nous constitue en tant que forme structurée et nous permet de mettre en mouvement les autres aspects de notre être global.

Cette représentation holistique est le fil d'Ariane qui me permet de vous accompagner, de la conception à la naissance, dans les trois plans de l'être, afin de développer au maximum le potentiel créatif qui réside en vous.

I. La conception

La conception demande la réunion d'un spermatozoïde (action) et d'un ovule (réaction) qui fusionnent pour donner un œuf (phénomène). Cette première cellule est à l'origine de toute la programmation du futur embryon qui deviendra, à terme, un enfant. Il convient donc, quand le désir d'avoir un enfant se présente, de favoriser la fécondité grâce à divers moyens naturels et tout d'abord en s'attirant la faveur des éléments.

En effet, les éléments, définis comme l'ensemble des forces naturelles, peuvent influer de manière positive sur la fécondité de l'homme et de la femme. Les éléments sont abordés de manière symbolique bien entendu, mais comme il me semble important de considérer les choses dans leur ensemble, je ne peux pas passer à côté de quelques explications.

Dans son ouvrage intitulé *Histoires de la naissance à travers le monde*, Jacques Barbaut fait état de l'influence de la Lune, garante de la fécondité et dispensatrice de la fertilité. Le pouvoir fertilisant accordé à la **Lune** découle naturellement de la concordance observée entre les cycles lunaires et menstruels, et de l'observation de la Lune qui « enfle » comme le ventre de la femme enceinte.

La **Terre** nourricière, quant à elle, représente une force féminine en perpétuel état de gestation ainsi qu'une mère au corps puissant et aux formes épanouies.

L'**Eau** possède aussi ses propriétés fécondantes que la femme peut utiliser en pratiquant des bains de siège, des ablutions ou immersions afin d'obtenir ses faveurs (sources, cascades, lacs et rivières).

Le **Feu** lui, toujours selon la vision symbolique, se contente d'assurer la jonction entre le haut et le bas grâce à sa fonction « d'étincelle divine ».

Finalement, c'est la **flore** qui a « le pouvoir de promouvoir la fertilité du sol et des puissances de la végétation, de participer au prodigieux élan des forces de création telluriques, de stimuler la régénération cosmique et d'encourager la germination universelle ».

Vous pouvez donc vous charger de ces énergies en allant régulièrement faire des marches dans la nature, là où la flore se fait dense et variée.

Il vous sera aussi possible de favoriser la fécondité grâce à l'alimentation et aux plantes, mais nous verrons cela dans le chapitre qui suit et qui traite des problèmes de conception chez l'homme et la femme. En effet, quand tout se passe pour le mieux et de manière « naturelle », la conception n'est pas un problème mais un acte de création qui fait partie du processus de la vie. Cependant, cela peut devenir un problème quand ce que l'on a mis en œuvre ne « fonctionne » pas comme on le voudrait. C'est pourquoi le problème de la stérilité ou de l'infertilité est abordé car il est également possible de tenter d'y remédier à l'aide des méthodes naturelles.

1. Le problème de la stérilité dans le couple

On peut parler de stérilité quand un couple n'obtient pas de résultat au bout de deux ans de tentatives régulières.

Sur le **plan psychique**, il va falloir tout d'abord chercher les causes de la stérilité qui peuvent trouver leurs origines dans notre propre histoire ou dans celle que nous avons vécue avec nos parents.

Cela peut être une peur inconsciente d'avoir des enfants, une forte angoisse de l'accouchement pour la femme, ou la peur de perdre sa place dans le couple. Peut-être qu'un des deux individus a peur d'avoir moins d'attention de la part de la personne qu'il/elle aime ou de ne pas être à la hauteur du rôle de parents. Il est aussi possible qu'on ait peur de faire naître un enfant dans ce monde rempli d'incertitudes face à l'avenir.

Dans tous les cas cités en exemple, l'émotion responsable du blocage est la peur. On peut essayer de faire disparaître ou atténuer les blocages à l'aide des élixirs floraux. Les élixirs cités à titre d'exemple seront les **Fleurs de Bach** pour la majeure partie des cas, tout d'abord parce qu'ils sont très complets sur le plan des émotions traitées, que leur efficacité n'est plus à prouver et qu'ils sont très simples à utiliser. Je citerai occasionnellement d'autres élixirs quand leur utilisation sera adaptée à un problème précis.

Le but de traiter des Fleurs de Bach à travers des exemples est de permettre de reconnaître l'état émotionnel et psychique présent. Cela ne dispense pas, bien au contraire, de consulter un thérapeute compétent pour obtenir un traitement parfaitement adapté aux problèmes rencontrés.

Reconnaître ses émotions permet aussi d'éviter la dégringolade possible partant d'une émotion bénigne et conduisant à un état émotionnel lourd de conséquences sur l'intégralité de la personne. Si l'émotion est reconnue, elle pourra être plus facilement acceptée et la personne pourra alors la transformer et en développer le potentiel positif.

• ***Exemples de Fleurs du Dr Bach*** **:**

- *Mimulus* : pour toutes les situations de peurs identifiables.
Au positif : aide à faire face aux situations, courage.
- *Larch* : manque de confiance, persuadé de l'échec.
Au positif : capable, sans crainte du résultat.
- *Gentian* : découragement, pessimisme et peur du futur.
Au positif : confiance et persévérance.
- *White Chestnut* : idées fixes, on n'arrive pas à penser à autre chose.
Au positif : orientation constructive des pensées, calme.
- *Impatiens* : impatience et précipitation.
Au positif : détendu, on laisse le temps faire les choses.
- *Gorse* : quand on est persuadé qu'il n'y a plus d'espoir, que l'on est complètement bloqué par le défaitisme.
Au positif : apporte foi et espoir.

L'élixir de courgette du laboratoire DEVA semble indiqué pour équilibrer et stimuler l'énergie créatrice de l'homme et de la femme car son champ d'action se situe au niveau des organes reproducteurs et de la sexualité.

La pratique de la relaxation et de la sophrologie peut vous aider à limiter les effets négatifs du stress.

En ce qui concerne le **plan vital** et le **plan physique**, nous allons distinguer le cas de stérilité chez l'homme et chez la femme car les causes physiologiques ne sont pas les mêmes.

▪ **CHEZ L'HOMME** : c'est une anomalie du sperme qui ne contient plus assez de spermatozoïdes sains.

Les facteurs à risque sont : stress, tabagisme et alcoolisme. Le port de pantalons trop serrés, lourdeur testiculaire, éjaculation rétrograde et certains médicaments. Le mode de vie et l'état général de l'individu sont à prendre en compte.

Sur le **plan psychique**, l'utilisation des Fleurs de Bach citées ci-dessus peut être bénéfique, ainsi que la pratique de la méditation et de la sophrologie. Cependant, la majeure partie des améliorations se fera sur le **plan vital**.

• ***Prévention*** :

Tout d'abord, il faudra absolument limiter ou supprimer les sources d'intoxication. L'alcool est néfaste pour l'appareil reproducteur masculin. Il semble abaisser le taux de testostérone, réduire le nombre des spermatozoïdes et ne pas favoriser les performances sexuelles. Le tabac est également souvent responsable car il peut causer des dommages génétiques au sperme et en modifier la qualité. L'individu doit aussi veiller à la qualité de son sommeil.

• ***Alimentation*** :

Le naturopathe Robert Masson conseille un nettoyage du tube digestif avant d'entamer une cure de revitalisation à l'aide de blé germé et de POP (poudre d'huître portugaise).

Le réglage alimentaire de base servira de support à la mise en place d'un régime alimentaire correct (*voir le chapitre sur l'alimentation et la grossesse*).

Outre un réglage alimentaire adapté à l'individu qui souffre de stérilité, l'alimentation doit fournir un maximum d'aliments stimulants pour l'appareil reproducteur masculin. C'est le cas de l'avoine, du céleri et du pignon de pin.

Les noix du Brésil, les viandes et les céréales sont de bonnes sources de sélénium, oligo-élément essentiel pour la fonction reproductrice.

Les fruits de mer, le pain complet et le riz brun apportent du zinc, minéral nécessaire pour la maturation sexuelle.

Les baies, les avocats et les pêches ainsi que les légumes verts à feuilles fournissent les vitamines C et E qui seraient à l'origine d'une augmentation du nombre de spermatozoïdes.

• ***Les plantes*** :

En ce qui concerne les plantes, celles qui apporteront leur soutien sont principalement des plantes stimulantes comme l'éleuthérocoque, le ginseng, la menthe et la sarriette. Les deux dernières pourront être consommées le matin en infusion à la place du café. Les deux autres seront consommées de préférence en extrait de plantes fraîches ou en teinture mère. Il est possible de se faire préparer en pharmacie le mélange suivant en EPF (extrait de plante fraîche) :

Éleuthérocoque aa
Ginseng } qsp 125 ml
Menthe

La personne qui souhaite favoriser sa fécondité prendra une demi-goutte par kilo de poids corporel, matin, midi et soir dans un verre d'eau avant les repas, soit par exemple 30 gouttes pour une personne de 60 kg.

• ***Divers*** :

Sur le **plan physique**, la chromothérapie propose de porter des caleçons de couleur orange pour stimuler la fonction sexuelle.

La pratique régulière de bains de sièges chauds et froids stimule la circulation et le métabolisme.

De nombreuses promenades dans la nature, en contact avec des éléments favorisant la fertilité, et la marche à pied peuvent être bénéfiques pour l'irrigation des vaisseaux et améliorer l'état psychique.

■ **CHEZ LA FEMME** : la stérilité féminine peut être due à différents facteurs. Cela peut venir de la présence de kystes ovariens, d'un ralentissement de l'ovulation, d'une malposition de l'utérus ou d'anciennes infections, de la présence d'un fibrome ou encore de problèmes de poids.

Dans tous les cas il faudra consulter un gynécologue pour obtenir un diagnostic, ensuite il sera possible de recourir aux méthodes naturelles pour trouver l'origine du problème sur le **plan mental** et d'essayer d'en venir à bout. Les causes de stérilité sont complexes et varient d'une femme à l'autre ; en dépit de cette complexité, il existe des techniques agissant sur le mode de vie en général qui s'avèrent très efficaces.

Pour les thérapies touchant au psychique, on pourra se référer à ce que nous avons indiqué précédemment concernant les élixirs floraux et les différentes pratiques de gestion du stress.

• ***Prévention*** :

Comme pour l'homme, il est bon d'éviter toutes les sources d'intoxications, en particulier le tabac et l'alcool.

• ***Alimentation*** :

Sur le **plan vivant**, Robert Masson conseille là encore un nettoyage du tube digestif et des diètes régulières qui vont aider le corps à se débarrasser de ses toxines. Une alimentation naturelle et équilibrée accompagnée par du blé germé et du POP.

Une fois encore, le réglage alimentaire de base servira de support à la mise en place d'un régime alimentaire correcte.

Il est conseillé de consommer des aliments fournissant des acides gras essentiels présents dans les poissons gras, graines, noix, pois, haricots secs et huiles vierges de première pression à froid de qualité biologique.

Les fruits et légumes, le pain complet, les pâtes et les sources de protéines maigres comme le poulet, le poisson, les viandes maigres et les légumineuses devraient constituer les aliments de base.

Une **supplémentation en fer** peut être intéressante dans la mesure où les femmes stériles en sont carencées. Il est présent notamment dans la viande rouge, le foie de veau, les poissons gras, les fruits à écale, les graines, les légumes verts à feuilles et les légumineuses. Le fer est aussi mieux assimilé en présence de vitamine C, il est donc indispensable de favoriser également la consommation des aliments suivants : agrumes, baies, persil et légumes verts à feuilles.

Il convient d'éviter de consommer certains aliments très riches en toxines, responsables de l'encrassement général des principaux organes. Parmi ces aliments, il est préférable de supprimer les charcuteries, les aliments industriels, les pâtisseries grasses et le chocolat mais aussi le thé, le café et les sodas qui peuvent être directement incriminés en cas de consommation excessive. L'alcool sera lui aussi à éviter puisqu'il peut provoquer une surproduction de prolactine, qui peut entraîner des anomalies du cycle menstruel et une stérilité. L'arrêt de la cigarette est également conseillé car le tabac augmente les risques de stérilité.

- ***Les plantes* :**

Les plantes sont de merveilleuses alliées pour aider à vaincre un problème de stérilité chez la femme. Pour cela, elles doivent avoir les capacités suivantes :

- nourrir et tonifier l'utérus ;
- nourrir le corps dans son intégralité ;
- détendre le système nerveux ;
- assurer le bon fonctionnement du système hormonal ;
- équilibrer le désir sexuel.

• **Le trèfle des prés** : très riche en vitamines, il est spécialement indiqué pour l'utérus. Il contient en abondance calcium et magnésium facilement assimilables, détend le système nerveux et encourage la fertilité. Il a aussi une action alcalinisante et modifie ainsi l'acidité du vagin et de l'utérus, favorisant la conception. Une infusion de trèfle des prés (30 g), mélangé avec de la menthe (10 g) pour ses vertus stimulantes et son goût agréable, peut être bue à raison de 3 tasses par jour entre les repas. Indications pour un litre d'eau.

• **Les feuilles d'ortie** : l'ortie est un tonique utérin qui nourrit le corps en renforçant les reins et les glandes surrénales. Sels minéraux et chlorophylle tonifient le système hormonal.
Indication : 30 g par litre d'eau.

• **Les feuilles de framboisier** : elles contiennent un tonique utérin très efficace et une grande quantité de calcium. Elle semble plus efficace combinée à du trèfle des prés.
Indication : 30 g par litre d'eau.

• **Le romarin** : plante stimulante, il peut être pris le matin à la place du café. Il est recommandé en cas de fatigue, de règles douloureuses et de pertes vaginales.
Indication : 1 cuillère à café pour 2 tasses d'eau.

• **Le gattilier** peut aussi être utile dans les cas de stérilité due à un taux de progestérone insuffisant.

• ***Compléments alimentaires*** **:**

Dans les compléments alimentaires, il semble que le calcium et le magnésium soient les deux minéraux essentiels pour influencer sur la fécondité. Ils seront disponibles dans l'eau de mer en ampoules à raison d'une ampoule dans un verre d'eau le matin à jeun ou encore dans certaines plantes.

Il est prouvé que la vitamine E influence la fécondité, elle est présente dans les huiles de germe de blé, de bourrache, de carthame et de tournesol.

• ***Divers*** **:**

Pour la composante physique, les massages de la zone sacrée et laryngée sont aussi bénéfiques pour la femme, toujours avec quelques gouttes d'huile essentielle d'ylang-ylang dans de l'huile végétale (sésame).

L'utilisation de sous-vêtements de couleur rouge ou orange peut aussi être intéressante.

Le bain de siège froid est à l'origine de nombreux bienfaits au plan glandulaire car il stimule les surrénales, le système nerveux et circulatoire, et possède par ailleurs des vertus énergétiques.

Le contact avec la terre et l'eau par le biais de marches conscientes dans la nature ainsi que la pratique d'un exercice physique régulier sont deux éléments fondamentaux pour préparer le corps et les muscles mais aussi pour se libérer l'esprit.

Le chapitre précédent ne concerne pas seulement les personnes ayant un problème de stérilité. Toute femme et tout homme désirant avoir un enfant peuvent mettre en pratique ces techniques visant surtout à améliorer le terrain de l'individu. Il se veut être une aide à la prise de conscience et à la responsabilité de l'individu face à la notion de bien-être et de santé.

2. Précautions à prendre avant et pendant la grossesse

Avant de passer au chapitre concernant le déroulement de la grossesse, il me semble indispensable de faire une liste des principaux éléments négatifs à éviter pendant la grossesse, toujours en suivant notre fil d'Ariane, c'est-à-dire, en se rapportant aux trois composantes de l'individu.

- ***Sur le plan psychique*** :

La femme en particulier possède une sensibilité accrue au niveau émotionnel. Il conviendra pendant la grossesse d'éviter le stress de manière générale et les influences négatives (personnes, images ou évènements). C'est une période pendant laquelle, d'après le Dr Olivier Soulier, la future mère « ne s'appartient plus vraiment », elle est tournée vers l'intérieur de son être et totalement dévouée au service de l'enfant à venir. Elle doit donc veiller à ne pas se mettre dans des situations désagréables ou nocives pour son équilibre psychique. Les promenades dans la nature, la musique douce, les massages, les films et livres positifs seront les bienvenus.

• ***Sur le plan vivant* :**

Les pollutions sont beaucoup plus nombreuses que l'on ne le pense. Il est donc préférable d'en limiter l'impact direct sur la santé en éliminant les plus néfastes.

Ce sont : les pollutions diverses, notamment électromagnétiques, et celles liées à la consommation de certains aliments ou boissons.

LES ALIMENTS À ÉVITER SONT : le café, le thé noir, l'alcool, le tabac, les drogues, le cola et autres sodas, les additifs chimiques, les sucres et farines raffinés, les huiles raffinées pressées à chaud ainsi que les graisses saturées, tous les aliments préparés industriellement car ils contiennent des additifs, conservateurs, stabilisants, colorants et autres polluants alimentaires.

L'eau du robinet est à éviter surtout dans les régions agricoles où les taux de nitrates et de pesticides peuvent atteindre des niveaux dangereux pour la santé de la femme enceinte et du fœtus (vous pouvez vous renseigner auprès de votre mairie). Pour éviter d'utiliser trop d'eau en bouteille, vous pouvez vous procurer un filtre ou une fontaine à eau qui vous permettra d'obtenir une eau de qualité très satisfaisante.

Le *Larousse des plantes médicinales* donne une liste de plantes contre-indiquées pendant la grossesse dont voici la reproduction : absinthe, actée à grappes, agripaume, angélique chinoise, aunée officinale, bois piquant, bourse-à-pasteur, dioscorea, genévrier, ginseng, sauge, millefeuille, myrrhe, réglisse officinale, séné, verveine officinale.

Attention également aux vaccins, OGM, prions, huiles essentielles pures, détergents, produits chimiques, médicaments et échographies répétées.

Pour vous protéger efficacement des pollutions électromagnétiques, il existe des dispositifs simples et peu onéreux à placer sur le téléphone portable ou dans la maison comme ceux diffusés par la société CEM-Vivant.

• ***Sur le plan physique*** :

Il convient, dans la mesure du possible, d'éviter les chocs et micro-chocs qui peuvent avoir des conséquences fâcheuses pour la femme et le fœtus.

En résumé, il ne s'agit pas de faire peur aux futures mamans mais bien de développer la conscience et la réflexion. Il est bon de savoir que ces phénomènes viennent perturber le bon fonctionnement de l'organisme. Ils peuvent contribuer à une mauvaise reproduction des gènes mais aussi des chromosomes et des cellules, entraînant parfois stérilité, fausse couche, petit poids du bébé à la naissance ou encore malformations physiques ou psychiques.

Évidemment, chaque future maman fait ce qu'elle peut et le but n'est pas de favoriser un « extrémisme du naturel » lié à une phobie du « tout chimique », mais bien d'optimiser les facteurs d'un développement harmonieux.

II. La grossesse

1. Petit résumé de la physiologie de la grossesse

Les signes sympathiques de la grossesse couramment observés sont : nausées, vomissements, constipation ou petits troubles de l'humeur. Sur le **plan psychique**, la femme enceinte doit s'adapter progressivement aux modifications corporelles, à l'idée de l'enfant dans son corps et au changement de statut social.

Au cours du premier trimestre, l'œuf a pris place dans la cavité utérine, il se développe tout en ayant des échanges de plus en plus intimes avec l'organisme maternel par l'intermédiaire du trophoblaste qui prendra plus tard le nom de placenta.

À partir de la quatrième semaine, on parle d'embryon, celui-ci est vascularisé par le cordon ombilical, il contient l'intestin primitif, le cœur, les deux extrémités bien distinctes et les bourgeons des membres qui apparaissent.

Durant le second mois, le volume des seins augmente et ils deviennent tendus et douloureux, les stimulations hormonales, œstrogènes et progestérone, préparent déjà le corps à l'allaitement et à la fabrication du lait grâce à la prolactine. La sensation de somnolence est due à l'action de la progestérone, l'hormone de protection de la grossesse. Pendant cette période, la future mère doit donc veiller à un rythme de vie régulier, à éviter le stress, préserver son sommeil et supprimer les sources d'intoxication.

Au deuxième trimestre l'utérus grossit, la paroi abdominale se distend, les muscles abdominaux s'écartent un peu et les organes de voisinage sont comprimés : la vessie (envie d'uriner plus fréquente), l'intestin et le rectum (constipation). Le bébé commence généralement à bouger et il est déjà complètement formé à la 20e semaine.

Le dernier trimestre voit l'utérus augmenter de volume et appuyer sur le diaphragme, ce qui provoque l'essoufflement. Les contractions utérines se font sentir et sont physiologiques jusqu'à une dizaine de jours avant l'accouchement. L'utérus comprime aussi les gros vaisseaux dans le ventre, ce qui peut gêner le retour veineux en provenance des membres inférieurs. Ces phénomènes sont aggravés par la station debout, la chaleur ou le port de vêtements trop serrés.

C'est alors le moment de préparer les seins à l'allaitement. C'est aussi le moment où des marques violettes ou pâles peuvent apparaître brusquement. Leur présence est due à la forte traction exercée par le poids du ventre sur les fibres de la peau et aux hormones de la grossesse. Les vergetures apparaissent souvent quand la surcharge pondérale est importante ou trop rapide. L'activité du bébé est plus importante, il perçoit maintenant les stimulations tactiles et sonores.

2. Conditions générales pour un déroulement favorable de la grossesse

Pour vivre une grossesse harmonieuse, il est nécessaire d'être en bonne santé dans les trois plans de l'être : psychique, vivant et physique. Il existe des techniques simples et accessibles pour permettre au potentiel vital de la femme enceinte d'atteindre un niveau de santé et de bien-être optimal tout au long de la grossesse.

Sur le **plan psychique**, la grossesse est une période riche en émotions dues au bouleversement engendré par l'arrivée d'un petit être dans la famille. Les changements qui vont s'en suivre sont inévitables et pas toujours bien vécus. Avant de traiter les principaux maux relatifs à la grossesse, il serait certainement bénéfique de préparer un terrain psychique favorable à l'arrivée d'un enfant et aux transformations physiques et mentales que cela implique.

Les Fleurs de Bach sont encore une fois d'une aide précieuse puisqu'elles sont simples à utiliser et sans effets secondaires. Elles vont aider la femme enceinte à se dégager des émotions négatives relatives à son vécu avant ou pendant la grossesse.

• **Dans les fleurs de peur** : *Mimulus* : quand le sentiment de peur est précis, peur des maladies, de l'accouchement, des douleurs, etc. Cet élixir apporte le calme, le courage et la sérénité.

• **Dans les fleurs de l'incertitude** : *Gentian* : doute sur le futur, découragement. Cet élixir ramène la foi en la vie et la persévérance.

• **Dans les fleurs de solitude** : *Impatiens* : pour celles qui veulent que tout soit résolu rapidement, qui veulent tout faire elles-mêmes, tendues, irritables et perfectionnistes. L'élixir apporte le calme et la patience.

• **Dans les fleurs d'hypersensibilité aux influences et aux idées** : *Walnut* : pour celles qui sont vulnérables aux changements. Apporte une protection par rapport à l'extérieur et aide au lâcher-prise.

En plus des Fleurs de Bach, **le yoga** peut être une source de détente et de bien-être pour les femmes enceintes. Le terme est dérivé du sanscrit *yuj* signifiant « accoupler », « unir », se rapportant à l'intégration parfaite du corps et de l'esprit d'un individu adulte et stable. Son objectif est déjà défini par son nom, il s'agit d'une vraie attitude psycho-physique propre, un art puisé dans l'histoire antique de l'ascétisme indien.

Au cours de la grossesse, les postures de yoga (*asanas*), déjà suggérées à partir du 5e mois, sont utiles car elles tonifient toute la musculature du squelette, en particulier la dorsale et celle du pavement pelvien qui sera mise à contribution lors de l'accouchement et qui par contre n'est presque pas sollicité au cours d'une activité normale de tous les jours. Les mouvements doux et rythmiques et la technique respiratoire induisent un relâchement salutaire de l'esprit et du corps tout en préparant la femme à un accouchement plus facile et à une convalescence moins difficile.

La sophrologie est une technique qui accompagne de manière très efficace le déroulement d'une grossesse. Elle permet une prise de conscience du corps et des transformations liées à la grossesse. La femme enceinte est à l'écoute d'elle-même et peut ainsi communiquer avec son bébé. Elle pratique des exercices pour apprendre à se poser dans son corps en état de conscience modifié appelé « sophroliminal » et à ressentir des sensations, visualiser des images positives et ainsi renforcer sa confiance en elle, son énergie et son équilibre. La sophrologie peut être pratiquée dès le début de la grossesse et sera prise en charge à 100 % par la Sécurité sociale dans le cadre de la préparation à l'accouchement.

La méditation va permettre à la femme enceinte de se recentrer et ainsi ouvrir la voie au lâcher-prise afin de prendre de la distance par rapport à ses pensées, ses émotions et ses tensions.

C'est au niveau du **plan vivant** que la naturopathie va aider la future maman grâce à l'alimentation et aux techniques naturelles qui vont favoriser les échanges et garantir un état physiologique optimal. Comme son nom l'indique, ce plan est en lien avec tout ce qui va maintenir ou améliorer les fonctions vitales.

La vie est avant tout liée à l'énergie qui circule dans tout l'organisme ; sans énergie, pas de conduction neuronale, donc pas de pensées, pas de mouvements... Il peut donc être très bénéfique de faire pratiquer un rééquilibrage énergétique afin de rétablir l'harmonie dans le corps de la femme enceinte. Cette technique peut se faire pratiquer par un thérapeute, mais il est possible de le faire soi-même à l'aide d'un manuel sur les chakras (*voir bibliographie*) et en étant à l'écoute de ses intuitions.

■ Prévention

Sur la composante métabolique, comme indiqué dans le chapitre concernant les choses à éviter pendant la grossesse, il sera bien sûr nécessaire de supprimer les surcharges et d'éviter les carences ainsi que les différentes sources d'intoxication.

Il conviendra alors de respecter les bases du réglage alimentaire en naturopathie, de procurer les apports nécessaires à l'équilibre de la femme enceinte et à la croissance du fœtus, de veiller à la structure des repas au quotidien et finalement de consommer les aliments, plantes et compléments alimentaires les plus recommandés pendant la grossesse.

▪ Alimentation

Pour bénéficier de bonnes bases alimentaires, il convient d'adopter une alimentation équilibrée. Celle-ci se compose d'un petit-déjeuner, d'un repas à midi et d'un autre le soir, et enfin d'une collation vers 17/18 heures.

- Le grignotage entre les repas est à proscrire car il surcharge le tube digestif et utilise l'énergie de l'organisme pour la digestion au détriment des autres facultés, fatiguant considérablement l'organisme.

- Le petit-déjeuner doit apporter l'énergie nécessaire à l'activité matinale. Pour une bonne digestion, il sera bénéfique de ne pas consommer des aliments acides avec des céréales ou des féculents, ces mélanges font fermenter le bol alimentaire et créent de nombreux problèmes digestifs (ballonnements, gaz, remontées acides, etc.). Ne pas consommer de jus de fruits avec du pain ou des céréales, du yaourt avec des céréales ou encore des müeslis ou du miel avec les autres aliments. Essayer de bannir définitivement le café au lait qui est un poison pour le foie.

- Tout au long de la journée, boire une eau faiblement minéralisée du type Mont Roucous, Montcalm, Volvic, de l'eau filtrée ou des tisanes de plantes. Ne boire qu'à sa soif et ne pas se forcer.

- Les huiles utilisées dans l'alimentation se consomment crues et de première pression à froid. On peut varier les huiles pour bénéficier de leurs diverses propriétés.

- Les desserts des deux principaux repas ne doivent donc pas comporter d'aliments acides tels que fruits crus, yaourts ou fromages blancs. Ces aliments seront consommés à part et au moment de la collation vers 17 ou 18 heures Les desserts sont à base de fruits cuits (compotes), de crème aux œufs, de flan, de riz ou semoule au lait, de pâtisserie maison ou de quelques carrés de chocolat noir.

• Enfin, la femme enceinte, encore plus que quiconque, devra veiller à ne pas dissocier les céréales et les protéines des deux principaux repas. En effet, pour une bonne assimilation des acides aminés, les protéines doivent toujours être accompagnées d'une portion de céréales ou de féculents afin de ne pas risquer la fonte musculaire ou la chute immunitaire parmi les fâcheuses conséquences que comporte la pratique du régime dissocié.

Pendant de nombreuses décennies, il était préconisé aux femmes enceintes de manger pour deux, ceci étant lié à la malnutrition qui régnait dans de nombreux foyers pendant les périodes de disette. Ces conseils ont été donnés et suivis jusqu'à ce qu'on réalise qu'ils ne correspondaient plus à la société d'abondance dans laquelle vivent la majorité des Occidentaux. Il aura fallu que des femmes conservent toute leur vie des surcharges pondérales pouvant aller jusqu'à 20 kg pour que l'on réalise qu'il ne fallait pas manger plus mais mieux.

Il faut donc consommer une nourriture de bonne qualité, le plus souvent possible suivant le mode de production biologique et non industriel, c'est-à-dire cultivé dans le respect de la nature, sans utilisation d'engrais chimiques, de pesticides de synthèse, d'antibiotiques, d'OGM, etc.

Les aliments sauvages, les produits biologiques, les graines et les plantes sont les meilleures sources en vitamines, sels minéraux et autres éléments nutritifs nécessaires pendant la grossesse. Chez la femme enceinte, les besoins en nutriments sont accrus car ils sont utilisés par son organisme non seulement dans sa régénération, mais aussi dans la formation des tissus du fœtus et, à l'approche de la naissance, dans la fabrication du lait.

Avant tout, l'alimentation de la femme enceinte doit être équilibrée, variée et nutritive sans être lourde et indigeste. Pendant les neuf mois de grossesse, la femme va traverser diverses périodes qui vont transformer son corps et sa condition. Il faut profiter de cette période pour équilibrer la nutrition, en ayant à l'esprit que le même régime ne peut pas convenir à toutes car il faut tenir compte du poids, de la taille, de l'âge mais aussi de l'activité physique de la personne et de la saison.

D'après l'enseignement de la doctoresse Kousmine, les différents types d'aliments devraient être consommés dans les proportions indiquées dans le schéma suivant :

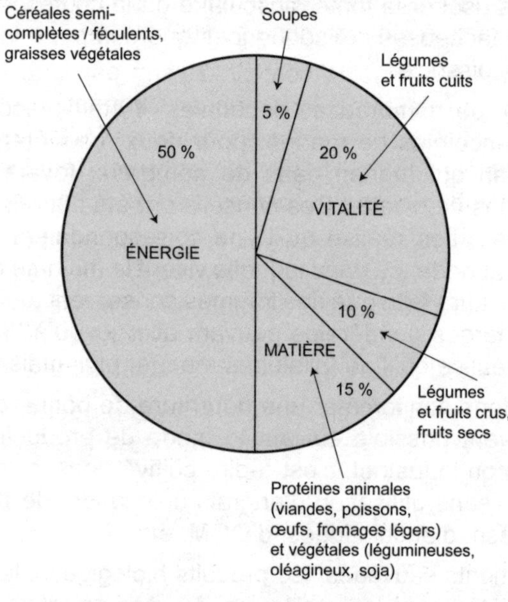

Les céréales semi-complètes conviennent mieux aux personnes qui ne sont pas habituées à la consommation d'aliments non raffinés pour des raisons de transit intestinal.

Chaque repas devrait comprendre un quart à un tiers de légumes de saison, crus ou cuits à la vapeur douce. Les soupes sont intéressantes pour leur apport en vitamines et minéraux.

La femme enceinte ne doit donc pas manger pour deux mais son régime alimentaire doit comporter un certain nombre d'éléments en plus grande quantité : vitamines, fer, calcium et magnésium.

Selon le Dr Kousmine, il faudra augmenter la consommation d'aliments riches en fer et en favoriser l'absorption. Il faudra également augmenter la consommation d'aliments riches en calcium car les besoins sont plus élevés dès le début de la grossesse. Tout le calcium mis en réserve se transmettra au fœtus au cours des derniers mois. Pendant l'allaitement, la mère transmet 200 à 350 mg de calcium par jour à son bébé. Enfin, elle a des besoins très élevés en magnésium et, pendant l'allaitement, elle fournit 40 mg de magnésium par jour à son bébé.

• **Le fer** : les besoins sont de 20 mg par jour. Il est très important pour favoriser une bonne oxygénation et nutrition du fœtus. Privilégier les légumes verts, les fruits, les céréales semi-complètes, le foie de veau et les œufs. Certains aliments favorisent l'absorption du fer mais d'autres lui nuisent.

Aliments favorisants : la vitamine C favoriserait une absorption 2 à 3 fois plus importante. Consommer des végétaux crus en entrée avec du persil. Les protéines animales à raison de 30 g par repas favorisent aussi l'absorption du fer, c'est sous cette forme qu'il sera assimilé au mieux par l'organisme.

Aliments ennemis du fer : le thé noir, les produits laitiers pris pendant le même repas (raison de plus pour les consommer à part).

Pour plus de fer, d'après le Dr Kousmine :

- fruits secs au petit-déjeuner (figues)
- noix hachées sur les crudités, compotes
- remplacer la confiture par une purée de figues
- thym dans la cuisine
- cannelle sur les compotes, yaourts
- champignons
- lentilles avec du persil

Exemples : 90 g de foie de veau = 12 mg de fer.
90 g d'épinard cuits donnent 6,8 mg de fer.

La femme enceinte aura un taux moyen d'absorption du fer plus élevé que la normale, surtout à partir du deuxième trimestre.

• **Le calcium** : les besoins sont de 1 200 mg par jour. Le calcium intervient dans la construction osseuse et neurologique.

D'après Daniel Kieffer, dans son *Encyclopédie de revitalisation naturelle*, on trouve un maximum de calcium dans les aliments suivants : sésame et tahin, parmesan, sardines, pruneaux, amandes, graines de courges, légumineuses, navet, blé germé, œufs, semoule, persil, cresson, laitages.

L'activité physique favoriserait l'absorption du calcium, toujours selon le Dr Kousmine, pour qui la vitamine D est également un élément essentiel pour une bonne assimilation (poissons gras, huiles de poissons des mers froides et ensoleillement minimum). Cependant, trop de protéines animales nuisent à son absorption, ainsi que le café et l'alcool.

Pour plus de calcium :

- ajouter du gruyère râpé sur les légumes vapeur
- sucrer les yaourts au sucre complet
- utiliser du tahin dans les plats
- utiliser des graines de sésame dans les plats, salades… ou du gomasio

Exemple : 5 figues sèches = 135 mg de calcium
90 g de sardines à l'huile = 390 mg
2 cuillères à soupe de sésame = 183 mg

D'après Susun S. Weed, dans son ouvrage intitulé *Le trèfle de vie*, un manque de calcium pendant la grossesse est accompagné de crampes musculaires, de maux de dos, d'hypertension, d'ostéoporose et de problèmes dentaires. L'assimilation du calcium se fait avec l'exercice, le stress positif, l'acidité pendant la digestion, en présence de vitamine C, A et surtout D, avec celle du magnésium et du phosphore dans le régime alimentaire et le corps.

Les ennemis du calcium sont : épinards, chocolat, rhubarbe et levure de bière.

• **Le magnésium** : les besoins sont de 400 mg par jour. Il est indissociable du calcium pour l'ossature et le système nerveux.

D'après Daniel Kieffer, on le trouve surtout dans les algues, le cacao, le germe de blé, les amandes, les légumineuses, les céréales complètes, le soja, les graines de courge, dans les graines germées, le sucre complet, les dattes et les pommes.

Toujours selon le Dr Kousmine, un milieu digestif acide favorise l'assimilation du magnésium ; un repas complet composé d'une protéine, d'un légume et d'une céréale aide à cette absorption parce qu'elle stimule la sécrétion d'acides dans l'estomac.

Les ennemis du magnésium sont : les excès de gras, de protéines, de sucre blanc et d'alcool.

Pour plus de magnésium :

- utiliser des figues sèches en compote, confiture
- utiliser des feuilles de bette et d'épinard dans les salades
- utiliser des amandes et des graines de tournesol
- consommer des brocolis 2 à 3 fois par semaine
- faire l'association légumineuses et tofu

Exemple : 190 g d'épinards cuits = 130 mg de magnésium
18 g de graines de tournesol = 66 mg de magnésium
1 portion de légumineuses = 90 mg de magnésium

• **Le fluor** : il est utile dans la consolidation des os, ligaments et présent dans les dents, il a besoin du phosphore dans le métabolisme du calcium. On le trouve dans les œufs , les algues et le poisson, les fruits oléagineux, le germe de blé et le pollen.

• **Le phosphore** : il protège la membrane des cellules du foie, muscles, cœur et neurones grâce à son association aux lipides (acides gras essentiels). Il est présent dans les aliments cités ci-dessus.

• **Le zinc** : il est primordial pour son rôle au niveau hormonal. Il renforce les organes sexuels et permet une bonne maturation de la grossesse. Il intervient dans le métabolisme de l'ADN et de l'ARN, du collagène et de l'élastine en protégeant et facilitant la cicatrisation de la peau. Il s'avère intéressant dans la prévention des vergetures. Les sources végétales sont multiples : soja, lentilles, légumes verts, levure de bière. Pour les sources animales, il y a le jaune d'œuf et les viandes.

• **Le potassium** : il permet la récupération musculaire, il se trouve à l'intérieur de la cellule alors que le sodium est à l'extérieur. À chaque influx nerveux, le potassium sort et le sodium rentre dans la cellule, s'il y a stress le sodium stagne trop longtemps et appelle l'eau ; il y aura rétention d'eau. Si le potassium vient à manquer, les crampes, la fatigue et les insomnies peuvent survenir. On manque rarement de sodium, il faut alors veiller à ne pas souffrir de carences en potassium. Ce dernier est présent dans les algues, les bananes, le germe de blé, les pommes de terre, le tofu et les graines germées.

• **La silice** : elle est importante pour la construction des os, les tissus de soutien et l'entretien des phanères. Elle participe à la production du collagène et de l'élastine, deux protéines de l'hydratation et de la souplesse de la peau.

La femme enceinte en a grand besoin car la silice se transforme en calcium et favorise l'assimilation du phosphore. La silice se trouve dans la prêle, l'ortie, les algues, le chou-fleur, les haricots verts, l'ail, l'oignon, l'échalote, les céréales complètes, la pêche, le radis, etc.

• ***Les vitamines*** :

- **La vitamine A** : elle intervient dans la croissance et le développement du système immunitaire de l'enfant. Elle nourrit les organes digestifs, les vaisseaux sanguins, les muqueuses, les cartilages et les os. Sa carence peut entraîner un accouchement prématuré, un poids trop faible à la naissance ou une fragilisation des muqueuses, ce qui sera gênant pour l'allaitement.

On trouve la vitamine A surtout dans le beurre, la carotte, les myrtilles, les oléagineux, le jaune d'œuf et le persil.

- **Les vitamines du groupe B** : elles sont protectrices de la peau, interviennent dans l'équilibre du système nerveux et dans le processus de croissance. La vitamine B1 joue un rôle important dans l'équilibre nerveux. La vitamine B5 intervient dans la croissance fœtale, elle est aussi protectrice des épithéliums. La vitamine B6 agit également comme facteur de croissance et de protection de la peau, ainsi que dans la formation de l'hémoglobine. Les vitamines B9 et B12 sont indispensables dans la formule sanguine. Leurs carences entraînent une anémie, le fœtus est moins oxygéné et moins nourri, pouvant altérer ses capacités neurologiques.

- **La vitamine C** est anti-infectieuse, tonifiante, elle permet l'assimilation du fer et a une action sur les surrénales, thyroïde et gonades. Elle soutient la formation et la résistance du placenta pendant la grossesse.

- **La vitamine D** permet la fixation et l'assimilation du calcium sur l'os.

- Pour finir, **la vitamine E** est protectrice de toutes les cellules, notamment au niveau génital, cardiovasculaire, neuromusculaire et de la peau. Elle est donc très importante pour soutenir la grossesse et la croissance du fœtus.

Mis à part les minéraux et vitamines essentiels au bon développement du fœtus et à l'équilibre de la femme enceinte, certains aliments sont particulièrement bénéfiques pendant la grossesse et sont donc à introduire dans l'alimentation le plus régulièrement possible.

• ***Les « super-aliments » alliés de la grossesse*** :

- **Les graines germées** : vous pouvez faire germer chez vous toutes sortes de graines. Il existe des germoirs en verre, en terre ou en plastique, mais vous pouvez aussi en fabriquer un très facilement. Utilisez un gros pot en verre (type confiture) et placez un morceau de moustiquaire sur l'orifice que vous maintiendrez avec un élastique. Voilà, votre germoir est prêt. Il suffit de mettre une petite quantité de graines au fond et de les laisser tremper quelques heures. Ensuite, vous videz l'eau et rincez les graines matin et soir avant de remettre le bocal à l'envers (inclinaison à 45°). Au bout de trois jours en moyenne, les graines sont prêtes à consommer. Vous pouvez les mettre dans vos salades vertes ou crudités, sur des toasts de pâtés végétaux ou sur vos légumes cuits, 2 minutes avant la fin de la cuisson.

Les graines germées sont très intéressantes sur le plan nutritionnel mais aussi sur le plan symbolique. En effet, la germination est un ensemble de processus par lesquels une graine se développe et donne naissance à une nouvelle plante. Chaque graine possède donc tous les éléments pour devenir plante ou arbre. Les graines, en germant, apportent la vie, et leur richesse en enzymes les rend précieuses pour la santé. Les taux de vitamines, minéraux et enzymes se trouvent multipliés par 2, 5, 10 et parfois plus. Vous comprendrez aisément pourquoi il serait dommage de s'en passer ! Il n'est pas nécessaire d'en consommer de grandes quantités puisqu'1 à 2 cuillères à soupe par jour suffisent.

Il est quand même important de préciser que toutes vos graines doivent être de qualité biologique.

- **Les aliments fermentés et lacto-fermentés** : la fermentation est la transformation de substances organiques sous l'action de ferments, produits par des bactéries ou champignons microscopiques. C'est un des procédés les plus anciens et le plus économique pour produire et conserver des aliments, tout en dynamisant leurs qualités nutritionnelles. Les aliments lacto-fermentés sont d'excellents remèdes contre les désordres intestinaux, ils stimulent l'appétit et favorisent la lactation.

Leurs apports en ferments et enzymes en font de très bons « probiotiques » naturels. Vous les trouverez dans les magasins de produits biologiques au rayon frais sous vide ou en conserves. Il est bien sûr possible de les faire soi-même. Si vous le souhaitez, vous trouverez facilement des ouvrages sur le sujet.

Grâce à leur concentration en éléments vitaux, de petites quantités sont suffisantes. Consommez 2 cuillères à soupe par jour avec les crudités ou en apéritif avec un petit verre de kéfir !

• ***Les protéines végétales*** **:**

Pour couvrir de manière optimale les besoins de la femme enceinte, les protéines doivent fournir environ 15 % des apports quotidiens. Les protéines sont les matériaux de construction de l'organisme. Ces matériaux sont nécessaires à la croissance mais aussi à l'entretien de nos tissus et organes. Les protéines nous apportent la partie « matière ».

Les protéines d'origine animale (viande, poisson, œuf, fromage) sont complètes mais ne doivent pas être consommées en excès. Une quantité trop importante de protéines animales fatigue le foie et les reins et risque de perturber l'équilibre acido-basique. Les protéines végétales (céréales, légumineuses et noix) sont incomplètes mais beaucoup mieux tolérées. Il suffit donc de les associer pour bénéficier de ce que l'on appelle « la loi de complémentation ». Vous allez donc associer, au cours du même repas, des céréales et des légumineuses. Les proportions seront les suivantes : 2/3 de céréales (par exemple le riz semi-complet) + 1/3 de légumineuses (par exemple des lentilles corail).

La levure de bière contient des proportions non négligeables de protéines de bonne qualité. Veillez cependant à ne pas en consommer plus de 2 cuillères à soupe par jour.

• ***Principales légumineuses*** :

Voici un aperçu des **principales légumineuses** intéressantes à introduire dans votre alimentation avec leurs principales propriétés.

- **Lentilles** : la lentille est un aliment complet, véritable plat de résistance pour les travailleurs de force. Elle contient du magnésium, du fer, du calcium, du zinc et bien sûr des protides.

Les lentilles corail contiennent aussi un peu de bêta-carotène.

En raison de leurs principes nutritifs, n'en consommer qu'avec modération et l'agrémenter d'aromates.

- **Haricots en grains** : avec les pois chiches, ils constituent la plus riche source de protéines de toutes les légumineuses. Ils contiennent également du phosphore, du potassium, du fer, du calcium et des vitamines B et C. Ils sont nutritifs, énergétiques, reconstituants et réparateurs du système nerveux.

- **Pois chiches** : riches en protéines, lipides, phosphore, magnésium, calcium, sodium, silice, etc.

Ils sont spécialement indiqués pour les travailleurs de force et les asthéniques ainsi que pour la prévention de certains cancers car ils contiennent des isoflavones.

- **Haricots de soja** : ils apportent plus de protéines que les autres et ont une plus forte teneur en graisses. Ils contiennent également de nombreux sels minéraux.

Le soja est un aliment très complet. Il est reminéralisant et équilibrant cellulaire.

QUANTITÉS : 100 g de haricots rouges fournissent 16 % des protéines nécessaires par jour à une femme et 14 % à un homme.

PRÉPARATION : faire tremper les légumineuses la veille et les faire cuire à feu doux ou à la vapeur.

Mises à part les légumineuses, une des meilleures sources de protéines végétales est **le quinoa**, une céréale originaire d'Amérique du Sud qui contient à elle seule les huit acides aminés indispensables et que doit fournir l'alimentation. Elle ne remplace pas la viande à elle seule mais vous pouvez l'agrémenter de quelques noix et d'un peu de fromage de type comté.

• ***Les huiles végétales de première pression à froid*** :

Vous pouvez consommer quotidiennement et en alternance des huiles d'olive, de colza, de noix, de germe de blé, de cameline ou encore d'argan.

En consommant de 1 à 3 cuillères à soupe par jour d'une ou plusieurs des huiles conseillées, crues, on obtient l'apport d'acides gras essentiels nécessaire pour préserver un bon équilibre des fonctions des prostaglandines[1]. Comme pour les légumineuses, je vous propose une sélection d'huiles végétales :

- huile d'arachide
- huile de carthame
- huile de colza
- huile de germe de blé
- huile de noisette
- huile de noix
- huile d'olive
- huile de sésame
- huile de soja
- huile de tournesol
- huile de chanvre
- huile d'argan
- huile de lin
- huile de pépin de courge

1. Les prostaglandines sont des micro-hormones dont l'action permet le déroulement harmonieux de nombreuses fonctions organiques. L'apport doit cependant se faire de façon équilibrée.

- huile de cameline
- huile de noix de coco
- graisse de palme

De manière générale en cuisine bio

▪ Pour la cuisson : huile d'olive, huile de sésame, huile d'arachide, huile de tournesol désodorisée, huile de coco, huile de palme.

▪ Pour l'assaisonnement à froid : huile d'olive, colza, noix, chanvre, cameline, lin, noisette, argan, avocat, pépin de courge, etc.

D'autres aliments issus de x différentes familles sont eux aussi très utiles à insérer régulièrement dans votre alimentation pour bénéficier de leurs vertus.

Ces aliments utiles sont : les abricots secs, l'amande, les algues, l'avocat, le blé, l'anis vert (allaitement), le carvi (allaitement), la châtaigne, la coriandre (allaitement), le pépin de courge, les dattes, les figues, le cumin (allaitement), le fenouil (allaitement), la badiane, les fromages à pâtes fermes, le millet, la noisette, les noix, les œufs, la pomme, la poire, le raisin et l'ortie.

• ***Compléments alimentaires*** :

Certains compléments alimentaires sont aussi particulièrement efficaces pour renforcer et régénérer l'organisme pendant la grossesse :

- **La spiruline** : excellent tonique très riche en protéines, bêta-carotène, vitamine B12, acide gamma-linoléique, chlorophylle et **fer**. Consommer en comprimés (pas plus de 6 par jour) ou en poudre pendant 1 à 2 mois.

- **L'eau de mer en ampoules Quinton** : « On retrouve dans l'eau de mer en ampoules les 92 composants du tableau périodique des éléments. Tous les minéraux et oligo-éléments de l'eau de mer isotonique sont présents aux mêmes proportions dans le sérum humain et ils sont parfaitement bio-disponibles.

C'est un harmonisant du terrain. Il améliore le pH sanguin. »[2] L'eau de mer se consomme à raison de 1 ou 2 ampoules par jour en cure de 1 à 2 mois.

- **Le pollen frais** : c'est un régulateur digestif, du transit et de la flore intestinale, riche en protéines, il contient tous les acides aminés essentiels, c'est un revitalisant polyvalent, riche en **fer** et en vitamine **B12,** régulateur des réponses au stress. Le pollen frais de saule est particulièrement indiqué aux femmes enceintes grâce à son exceptionnelle richesse en folates (vitamine B9). Consommer à raison d'1 cuillère à soupe le matin à jeun, bien mâcher et insaliver, cure de 1 mois minimum.

- **La gelée royale** : permet avec efficacité de lutter contre le stress, harmonisant endocrinien, revitalisant général et polyvalent. Laisser fondre une pastille de gelée fraîche sous la langue le matin à jeun, cure de 3 à 6 semaines.

- **La prêle** : très riche en silice (6,4 %), elle est reminéralisante, diurétique et cicatrisante, elle favorise la formation des globules rouges et est aussi un bon stimulant. Elle peut être utilisée en tisane, en extrait de plantes fraîches ou en poudre sur les aliments (une pointe de couteau, pas plus car elle risque à forte dose de fatiguer les reins).

• *Structure des repas au quotidien* :

Une alimentation variée, saine et équilibrée est la clé du bon déroulement de la grossesse sur le plan vital ; cependant, il est aussi très important que la structure des repas soit respectée au quotidien. Une journée se compose généralement de trois repas principaux et d'une collation dont la composition est la suivante :

▪ ***Le petit-déjeuner*** : dominante **énergie** (féculents ou céréales). Il se compose :

- d'une boisson : tisane, chocolat au lait ou thé vert ;
- d'une source de céréales ou féculents : pain semi-complet beurré, banane, châtaigne, flocons d'avoine cuits dans du lait, riz ou quinoa sucré ou salé, etc. ;

2. Daniel Kieffer, *Encyclopédie de revitalisation naturelle*, Ed. Sully, 2001.

- d'une source de vitamines et minéraux : fruits secs et oléagineux (figues, raisins, pruneaux, abricots, noix, noisettes, amandes, etc.), de la compote de fruits cuits ;
- d'une source de protéines : un œuf à la coque, poché ou brouillé, une tranche de fromage, une tranche de jambon, de la viande froide (type viande des grisons), une mousse au tofu soyeux, une pâte de haricots secs, etc.

Exemple de petit-déjeuner : une infusion d'ortie avec de la menthe, trois tranches de pain semi-complet beurrées, un œuf à la coque, quelques noix et une compote de pommes.

Le jus de fruit ou le fruit cru sera consommé vers 11 heures au moment de la collation. Il est intéressant de varier les fruits en fonction des saisons et de leurs différentes vertus.

▪ ***Le déjeuner*** : c'est le principal repas de la journée et il doit fournir un maximum d'éléments de structure que sont les protéines. Il se compose :

- d'une entrée de crudités (carottes, chou, betterave, céleri, radis, etc.) avec une huile de première pression à froid (olive, noix, soja, colza, carthame, pépin de courge, etc.) et des aromates ;
- d'un plat comprenant viande, poisson ou œufs avec des céréales ou féculents (riz, pâtes, millet, quinoa, épeautre, pommes de terre, etc.) et un légume vert si possible ;
- d'un dessert sucré tel que flan, compote, pâtisserie légère et de fabrication maison ou quelques carrés de chocolat noir (le dessert est toujours facultatif).

Exemple de déjeuner : carottes râpées avec noix hachées, persil et huile de noix ; 100 g d'escalope de poulet avec 50 g de riz et 200 g de haricots verts assaisonnés à l'huile d'olive, à l'ail et au persil ; une part de tarte aux pommes et à la cannelle.

▪ ***Le goûter*** : consommé vers 17/18 heures, il est réservé à la consommation de fruits aqueux et laitages fermentés : pommes, poires, abricots, oranges, pamplemousse, groseilles, melon, fraises, cerises, etc. ; yaourts, fromage blanc, kéfir, etc.

Exemple de collation d'été : 150 g de fruits rouges (fraises, cerises, groseilles) avec un fromage blanc de brebis.

Exemple de collation d'hiver : 1 poire avec quelques noix et 2 figues.

• ***Le dîner*** : le principe est le même que pour le repas du midi, mais la proportion d'aliments **vivants** doit être supérieure aux autres familles d'aliments.

Exemple de repas du soir : salade verte et graines germées ; 50 g de purée de pommes de terre et 100 g de courgettes assaisonnées d'huile d'olive et basilic et 30 g de fromage à pâte ferme **ou** fromage de chèvre frais **ou** poisson gras type maquereau, sardine, hareng. Un flan maison à l'agar-agar ou une compote.

■ Les plantes

Enfin, les plantes accompagneront la femme enceinte au quotidien et lui apporteront leurs propriétés toniques tout au long de la grossesse.

Les plantes toniques améliorent l'état général, apaisent les maux et préviennent des problèmes de santé majeurs. Elles améliorent aussi la tonicité utérine tout au long de la grossesse et permettront ainsi de faciliter l'accouchement.

• ***La feuille de framboisier*** : « La plante la plus sûre et la plus tonifiante de la grossesse. Elle contient de la fragrine qui tonifie les muscles de la ceinture pelvienne, utérus compris. Il est important de relever une riche concentration en vitamine C, la présence de vitamine E et celle de calcium et de fer facilement assimilables. Parmi les effets bénéfiques de la feuille de framboisier, notons : empêche fausses couches et hémorragies, atténue les nausées matinales, diminue les douleurs du travail et du post-partum, aide à produire du lait maternel en abondance. »[3]

• ***Feuille de grande ortie ou ortie dioïque*** : « Tonifiant nutritif, elle contient plus de chlorophylle que n'importe quelle autre plante et la liste de ses vitamines et sels minéraux inclut presque tous ceux nécessaires à la croissance et à la santé d'un être humain. L'ortie contribue au bon fonctionnement des reins, elle nourrit la mère et le fœtus, elle atténue les crampes aux jambes et autres spasmes musculaires, elle diminue les

3. Susun S. Weed, *Le trèfle de vie, recueil de plantes médicinales au fil de la grossesse*, Éd. Mamamélis, 1991.

douleurs pendant et après l'accouchement, elle réduit les hémorroïdes, augmente la qualité et la quantité de lait. »[4]

Finalement, sur la **composante physique**, l'utilisation de la naturopathie sera limitée ; cependant, quelques conseils pourront s'avérer utiles pour la femme enceinte.

Tout d'abord, il est conseillé de pratiquer un exercice physique de manière régulière tant qu'il n'y a pas de contre-indications. Cela peut être de la natation, de la gymnastique douce, du yoga ou encore de la marche en forêt ou la pratique du chant.

Les bains aux plantes, à l'huile essentielle de lavande ou à l'huile d'arnica sont très intéressants pour leurs propriétés relaxantes et pour soulager les maux de dos et apaiser les contractions. Les bains ont une durée de 10 à 20 minutes maximum dans une eau à 37 °C.

Les massages avec de l'huile d'amande douce ou de rose musquée du Chili sur le ventre, les hanches et le haut des cuisses, préviendront les éventuelles vergetures.

4. *Ibid.*

3. Les petits maux de la grossesse

Afin de proposer des conseils ou solutions les plus globales possibles pour soulager ou venir à bout des principaux problèmes liés à la grossesse, les différents troubles seront traités du point de vue psychique en essayant de trouver l'origine des troubles grâce à la symbolique du corps humain et à l'utilisation des Fleurs de Bach.

Sur le plan vital, l'alimentation, les plantes et compléments alimentaires seront des alliés de prédilection.

Sur le plan physique, des propositions seront faites quand l'occasion se présentera.

■ Les nausées

Origine psychique possible : elles traduisent souvent une non-acceptation totale de la nouvelle vie qui se prépare. Elles affectent surtout les femmes qui craignent que la venue d'un enfant donne une tournure non favorable à leur vie future. Cela peut également se présenter pour une femme qui se retrouve enceinte sans le désirer et dont l'inconscient se manifeste, refusant la situation.

La médecine chinoise fait correspondre à l'estomac, associé à la rate et au pancréas, la modalité psychique de l'obsession, faite d'absence de spontanéité, de scrupules, de doutes, de perfectionnisme et de rigidité.

Les Fleurs de Bach vont permettre d'atténuer les changements physiologiques et psychoaffectifs caractéristiques de la grossesse.

- *Mimulus* pour la peur de la vie future, du changement, des transformations physiques.

- *Cerato* pour la confiance en soi.

- *Elm* pour les personnes ayant un grand idéal qu'elles n'arrivent pas à assumer ainsi qu'une trop grande responsabilité.

- *Willow* pour apaiser le mental et aider à se prendre en main.

- *Walnut* pour aider dans une période de transition au déroulement harmonieux.

- *Crab Apple* si on ressent un sentiment de rejet conscient créé par la présence de l'enfant dans le ventre. C'est la quintessence de la purification.

- *Olive* : quand la réalité nous dégoûte et que l'on se sent épuisée. Aide à retrouver force et courage.

• ***Prévention*** :

Sur le **plan vivant**, les conseils qui suivent seront utiles pour la prévention et le soulagement des nausées.

Un lien peut être fait entre nausées de début de grossesse et hypoglycémie. Il est donc recommandé de manger souvent et en petites quantités des repas légers sans graisses car le fait même de préparer de tels repas peut être écœurant. Augmenter la prise de fer, de magnésium et de vitamines du groupe B (surtout B1 et B6) grâce à l'alimentation ou à des compléments.

Boire au réveil une tasse d'infusion de graines de fenouil.

Les nausées peuvent avoir une cause hépatique liée aux modifications hormonales de la grossesse. Chez une femme dont le foie est surmené, cet état va entraîner une surcharge et provoquer des nausées, jusqu'à ce que le foie s'adapte et que les sécrétions hormonales se stabilisent.

• ***Alimentation*** :

Réglage alimentaire plus consommation de fenouil, cru en hors-d'œuvre au printemps, cru ou cuit en été. Boire du citron pressé avec un peu de sucre complet dans de l'eau bien fraîche pour la collation de 17/18 heures.

• ***Plantes*** :

- **Houblon** : calme et aide à combattre les nausées. 30 g de cônes pour 1 litre d'eau, boire en petite quantité.

- **Racine de gingembre** : en poudre, 6 à 8 capsules par jour afin de maîtriser complètement de fortes nausées et des vomissements. En infusion : une demi-cuillère à café de gingembre frais par tasse.

- **Camomille allemande** : 1 cuillère à café par tasse, boire 3 à 4 tasses par jour par petites quantités.

- **Fenouil** : infusion de feuilles : 30 g par litre d'eau, une tasse au lever et une tasse après les repas.

• ***Divers*** :

Sur le **plan physique**, il est bon de savoir que certains produits chimiques se développent avec l'augmentation de l'activité hormonale pendant la grossesse. Accumulés dans le corps, ils peuvent causer des nausées ; une à deux heures de marche quotidienne sont une bonne prévention. Il est possible de respirer de l'huile essentielle de menthe poivrée quand les nausées se présentent. Le massage du plexus solaire avec de l'huile essentielle de lavande (1 à 2 gouttes) diluée dans de l'huile d'amande douce peut aussi être bénéfique.

■ Varices, hémorroïdes

Du point de vue physiologique, le volume sanguin augmente pendant la grossesse et surcharge les veines, le niveau de progestérone élevé détend les muscles des vaisseaux sanguins et ralentit le retour du sang dans les veines.

Symboliquement, les artères, artérioles, capillaires, veinules et veines sont les voies de la distribution de la vie. Si l'un de ces canaux s'obstrue, c'est que la vie, la joie et l'amour ne circulent pas bien dans notre milieu ambiant. En ce qui concerne les varices, c'est la vie et la joie qui stagnent dans nos veines par manque d'exploitation de nos dons et capacités. Elles peuvent entraîner la dilatation quand notre vie semble sans attrait. Les hémorroïdes, elles, sont plutôt liées au fait de se forcer dans une situation.

• ***Fleurs de Bach*** :

- *Rock Water* peut aider à s'accorder de la joie de vivre en gardant une certaine souplesse d'esprit.
- *Cherry Plum* peut aider à soulager la pression engendrée par la rigidité mentale.

L'élixir de courgette du laboratoire DEVA apporte joie et harmonie aux femmes enceintes, « il aide à recomposer l'équilibre émotionnel. Les répercussions se font sentir sur l'ensemble de la circulation en modulant le flux des artères, des capillaires et des veines. C'est un harmonisant qui apporte équilibre et vitalité, il accroît la créativité féminine, spécialement lorsque celle-ci est étouffée ou refoulée à cause d'un environnement social et culturel difficile. Il a pour effet de régulariser le flux du sang en favorisant l'élimination des toxines qui se développent durant la grossesse »[5].

• ***Alimentation*** :

Sur le **plan vivant**, il sera bénéfique de prendre des aliments qui stimulent le foie car le sang peut être épaissi par la présence excessive de toxines et de déchets, comme cela a été dit plus haut. Il faudra donc éviter la stagnation en faisant un travail dépuratif léger et en éliminant ces mêmes toxines grâce à l'action de diurétiques. Les aliments conseillés sont ceux qui tonifient les veines car ils contiennent des bioflavonoïdes, des tanins et de la silice qui sont de bons protecteurs vasculaires, en particulier la silice car elle favorise la souplesse et l'élasticité des parois des vaisseaux sanguins.

Il conviendra donc de suivre un réglage alimentaire précis :

• **Petit-déjeuner** : châtaigne, noisette, noix, dattes, pain de seigle, pruneaux avec une infusion de romarin ou du thé vert.

• **Déjeuner et dîner** :

- *Légumes* : radis noir, artichaut, cardon, asperge, pissenlit, fenouil, poivron, cresson, endives, laitue, ortie, carotte, betterave rouge, poireau, citrouille.
- *Aromates* : paprika, ail, oignon, romarin, cerfeuil, gingembre, safran, algues.
- *Céréales/féculents* : millet, seigle, châtaigne.
- *Protéines* : poisson maigre.

• **Goûter** : orange, myrtille, raisin, groseille, mangue, cerise, citron, fraise, mandarine, melon, pamplemousse.

Les aliments déconseillés sont les poissons gras, le soja, le lait de vache et les produits dérivés, les légumineuses. Éviter aussi les épices fortes, surtout le poivre de Cayenne et le poivre noir qui congestionnent les veines atteintes et font saigner les hémorroïdes.

5. Philippe Deroide, *Élixirs floraux, harmonisants de l'âme*, Éd. Le Souffle d'Or.

Ail cru, oignons et lécithine aident les veines à se maintenir en état. L'avoine, le germe de blé et les légumes à feuilles vertes nourrissent et renforcent le système circulatoire.

• ***Les plantes*** **:**

- **Avoine** : utile pour renforcer les vaisseaux capillaires.
Mode d'emploi : 1 poignée pour un bol d'eau bouillante.
Boire 1 à 2 tasses par jour.

- **Ortie** : améliore l'élasticité des veines.
Mode d'emploi : 1 pincée par tasse. Boire au moins 1 tasse par jour pendant toute la durée de la grossesse.

- **Petit houx** : diurétique et vasoconstricteur. Même emploi.

- **Marronnier d'Inde** : tonique veineux, utile pour activer la circulation et lutter contre les hémorroïdes.
Mode d'emploi : 1 poignée de copeaux d'écorce en décoction pour 1 litre d'eau. Boire 2 à 3 tasses par jour.

- **Hamamélis** : en usage externe, appliquer de la crème à base d'hamamélis sur les varices douloureuses. En usage interne, il est vasoconstricteur veineux, décongestionnant, tonifiant veineux et régulateur de la circulation.
Mode d'emploi : 1 cuillère à café de feuilles coupées pour 1 tasse d'eau, faire bouillir 2 minutes, boire 2 tasses par jour.

- **Pissenlit** : cure de trois semaines en ampoules (1 le matin à jeun dans un verre d'eau) ou extrait de plantes fraîches (une demi-goutte par kilo de poids corporel dans un verre d'eau matin, midi et soir) pour drainer le **foie** de ses toxines.

- **L'huile de pépins de cassis** en capsules s'avère être un très bon protecteur vasculaire. Prendre 2 capsules le matin à jeun avec un verre d'eau.

Toutes les plantes à tanin sont utiles pour prévenir ou lutter contre les problèmes circulatoires : les plantes de la famille des rosacées, la vigne rouge, le noisetier et le cassis.

Sur la **composante physique**, les bains aux algues peuvent être bénéfiques pour soulager les jambes lourdes et décongestionner les tissus.

Surélever les jambes aide à prévenir les varices, maux de dos et crampes musculaires.

Nager sur le dos et se promener d'un bon pas sont des exercices excellents pour la circulation sanguine.

Éviter les vêtements collants, les mi-bas, les chaussures à talons hauts, de croiser les jambes et de trop forcer aux toilettes.

Surélever le pied du lit de 15 cm environ afin de favoriser le retour veineux.

Les bains de sièges aux plantes sont très efficaces contre les hémorroïdes. Faire infuser 120 g de souci avec 120 g d'hamamélis dans 2 litres d'eau pendant 30 minutes. Filtrer et mettre dans une bassine peu profonde où l'on s'immerge jusqu'au pli de l'aine 2 fois par jour.

▪ Constipation et ballonnements

D'un point de vue physiologique, la femme enceinte est prédisposée à la constipation car la grossesse provoque un ralentissement des activités intestinales. La compression de l'abdomen, la surcharge hormonale du foie et le stress lié aux bouleversements émotionnels sont différents facteurs qui favorisent la constipation. Le sulfate de fer généralement prescrit par le médecin peut aussi favoriser la constipation.

Sur le **plan psychique**, la constipation est liée au fait de se retenir par peur de quelque chose. Cela peut être par peur de ne pas être aimé, de perdre quelqu'un, de ce que les autres peuvent dire ou penser. D'après le Dr Olivier Soulier, la constipation se manifeste quand l'individu garde ses principes de fonctionnement antérieurs et n'arrive pas à les quitter.

Les ballonnements font plutôt référence à une chose à laquelle on s'accroche et qui nous sécurise mais qui ne nous est plus bénéfique. Toujours d'après le Dr Soulier, ils symbolisent ce qui ne peut être dit.

• *Les Fleurs de Bach utiles* :

- *Aspen* : « angoisses hypocondriaques qui bloquent la motilité intestinale et se stabilisent en se transformant en constipation chronique. »
- *Vervain* : « pour les personnes tendues à cause de leurs projets, qui ont du mal à se détendre. Cas de constipation

épisodique provoquée par la tension émotive qui bloque la motilité du colon. »[6]

- *Cherry Plum* : quand on veut à tout prix contrôler ses émotions et que l'on se retient par peur de perdre ce contrôle.

La méditation peut également être bénéfique dans le but de prendre du recul par rapport à ses émotions.

La pratique de la sophrologie et les exercices de « tension/détente » pour débloquer les tensions.

Sur le **plan vivant**, la première chose à faire est de mettre en place des comportements préventifs.

• ***Prévention*** :

Tout d'abord, boire un verre d'eau le matin au lever, remplacer les produits raffinés par des produits semi-complets (pain, céréales, sucres, biscuits), manger moins de viande rouge et pratiquer de l'exercice physique régulièrement. La sédentarité favorise encore plus la constipation. Ne pas oublier de prendre en compte l'état du foie qui peut être en partie responsable de la constipation.

Pour les ballonnements, bien respecter le réglage alimentaire et ne jamais consommer d'aliments acides avec des céréales ou farineux pour ne pas faire fermenter le bol alimentaire.

• ***Alimentation*** :

Faire tremper 3 ou 4 pruneaux dans un verre d'eau le soir au coucher et boire le jus et manger les pruneaux le lendemain matin à jeun. Il est possible de le faire avec des figues.

Manger des légumes verts frais et des céréales complètes car ils contiennent des fibres.

1 cuillère à soupe d'huile d'olive bio de première pression à froid le matin à jeun constitue un excellent remède.

Consommer de l'avoine qui est un bon laxatif et des plantes stimulant l'activité du foie comme le pissenlit, le radis noir, l'artichaut, la chicorée, les agrumes, le raisin et la pomme de terre. La carotte cuite est un bon régulateur intestinal et les haricots verts contiennent beaucoup de fibres qui aident au transit.

6. V. et C. Fabrocini, *Le guide des Fleurs de Bach*, Éd. De Vecchi.

LES ALIMENTS UTILES POUR L'INTESTIN SONT : bette, cardon, courge, chou, melon, pêche, poire, poireau, pomme, tomate, amande, fenouil, laitue, oignon, oseille, pissenlit, olive, raisin et fraise.

LES ALIMENTS CONTRE-INDIQUÉS EN CAS DE CONSTIPATION SONT : le riz, la châtaigne, la myrtille et la banane.

• ***Les plantes*** :

Veiller à ne consommer que des laxatifs très doux en infusion de préférence parmi les plantes suivantes :

Pissenlit Guimauve	} boire une tasse de l'une ou de l'autre avant chaque repas, matin, midi et soir
Pétales de roses	
Fenouil	
Chicorée	

• ***Compléments alimentaires*** :

- Barre de fibres et fruits, une dose par jour à 17 h.
- Magnésium/calcium sous forme de dolomie ou d'eau de mer en ampoules Quinton pour aider à lutter contre le stress.
- L-glutamine en poudre ou dose sticks car l'intestin, le foie et les cellules immunitaires en sont les principaux consommateurs. Nutriment essentiel des cellules de l'intestin, la L-glutamine contribue à préserver la structure et ainsi le bon fonctionnement de la muqueuse intestinale.

Sur la **composante physique**, l'exercice régulier reste le meilleur remède avec la natation et le yoga qui assurent un bon massage des intestins.

Aller à heure fixe aux toilettes semble être une méthode efficace.

■ L'anémie

C'est une diminution du nombre de globules rouges par rapport à la quantité normale. Il y a anémie si le taux d'hémoglobine dans le sang est de 12 g/100 ml ou moins, ce qui peut être dû à un manque de fer.

Attention au sulfate de fer prescrit par les médecins qui est mal assimilé par l'organisme (seulement 10 à 30 %), il surmène les émonctoires, foie, reins et intestins, il est très constipant, peut causer des indigestions et irriter les reins. D'autres modes de supplémentation sont possibles avec des produits naturels (*voir plus loin : plan vital*).

Au niveau du symbolisme, le rôle des globules rouges est essentiellement d'assumer la respiration tissulaire en apportant l'oxygène aux tissus. L'anémie est souvent associée à un sentiment de solitude et d'abandon ou à un découragement face à l'avenir ou la vie. En cas d'anémie ferriprive (carence en fer), la vision symbolique évoque la difficulté à être efficace dans l'action. Autrement dit, les forces s'épuisent sur un objectif vain.

• ***Fleurs de Bach utiles*** :

- *Gentian* : état de mélancolie, de découragement, de pessimisme ou manque de foi. L'élixir apporte confiance et persévérance.
- *Mustard* : état de mélancolie et tristesse sans raison apparente ou manque de lumière intérieure. L'élixir apporte la joie et la gaieté intérieure.
- *Sweet Chesnut* : état de désespoir par angoisse extrême, quand on a l'impression d'être au fond du puis. L'élixir apporte espoir et foi.
- *Elm* : quand on a le sentiment d'être dépassé devant l'ampleur de la tâche à accomplir ou que l'on a un idéal trop élevé que l'on n'arrive pas à assumer. Apporte assurance et confiance en ses capacités.

• ***Alimentation*** :

Sur le **plan vivant** et si l'anémie n'est pas ferriprive, alors un supplément de protéines dans le réglage alimentaire (œuf coque, foie, fromage, jambon) et la prise de spiruline devraient suffire.

Si l'anémie est ferriprive, il faudra alors augmenter sa consommation d'aliments riches en fer (*voir le chapitre sur le fer*).

Liste des aliments riches en fer : avoine, œufs, ortie, viande rouge, foie de veau, poisson, raisin noir, épinards, légumes feuilles, lentilles, chocolat, carottes (bon reconstituant du sang), abricots secs, seigle, oignon, amande, noisette, blé, cresson, chou, châtaigne et pollen.

Petit rappel : éviter le café, le thé, le coca, les aliments et plantes alcalins et le phosphate qui perturbent l'assimilation du fer.

- ***Les plantes*** :

PLANTES RICHES EN FER : persil, ortie, racine et feuille de pissenlit, le varech, le raifort sauvage et la prêle (stimule la production de globules rouges).

- Ortie (50 %)
- Cynorhodon (25 %) } en mélange, boire 3 tasses par jour.
- Prêle (25 %)

- ***Compléments alimentaires*** :

- ***Spiruline*** : algue riche en provitamine A, en vitamines B12, E, **en fer assimilable**, en acide gammalinoléique, en calcium, phosphore et magnésium et en protéines. Prendre 4 à 6 comprimés par jour le matin à jeun et avant le repas du midi.

- Il existe des compléments alimentaires à base de pidolate de fer, citrate de fer, spiruline et acérola disponibles dans les boutiques de produits biologiques ou les magasins diététiques.

- Le lapacho, l'ortie et la carotte sont de très bons produits pour nourrir le sang. Utiliser un mélange des trois en extrait de plantes fraîches et diluer 1 cuillère à café dans un verre d'eau matin, midi et soir avant les repas.

Sur le **plan physique**, le repos et des bains dynamisants avec des galets à l'huile essentielle de lavande peuvent être bénéfiques.

■ Maux de dos

D'un point de vue physiologique, différents facteurs sont responsables : la prise de poids du fœtus, le surmenage des reins et les difficultés à s'asseoir ou à se lever.

Au niveau symbolique, le dos et la colonne représentent la protection, le soutien et le support, mais également notre maintien dans la vie. Nos os sont en rapport avec notre être, notre valeur et notre structure. Le mal de dos est associé à différentes causes selon la région affectée (sentiment de solitude ou d'impuissance, en avoir trop lourd à porter, ne pas se sentir suffisamment appuyée, encouragée, insécurité matérielle). Le mal de dos pendant la grossesse est plus souvent localisé au niveau des lombaires (trop lourd à porter, plan matériel).

• ***Fleurs de Bach*** :

- *Elm* : pour celles qui se découragent sous le poids d'une charge par peur de ne pas pouvoir l'assumer. L'élixir aide à surmonter l'épuisement en redressant l'échine.

- *Pine* : pour celles qui ont une tendance à l'autocritique et qui voudraient toujours mieux faire. Sentiment de culpabilité.

- *Oak* : pour celles qui ont tendance à ne pas se mettre de limites et qui refusent l'état de faiblesse. Aide à reconnaître ses limites et à la modération.

Autres fleurs :

- Grenadier : pour les troubles de la féminité lorsque l'émotivité se décharge, non seulement sur le système hépato-rénal, mais aussi sur le dos, comme l'expression d'une frustration qui se manifeste d'une manière répétitive face à toutes les situations émotionnelles.

Le yoga et la sophrologie peuvent aider à décharger le trop-plein d'émotions et apporter le calme et la détente mentale mais aussi physique.

• ***Alimentation*** :

Sur le **plan vivant,** l'alimentation devra fournir l'organisme en calcium et magnésium afin de prévenir ou diminuer les maux de dos.

Attention aux aliments encrassant et riches en toxines comme le soja et ses dérivés, les abats, le chocolat, le café, le thé, les viandes rouges, la viande de mouton, les épinards, les blettes et l'oseille.

Consommer des fruits rouges acides pour aider à l'élimination de l'acide urique encrassant les articulations ainsi que des dépuratifs sanguins.

Fruits acides : groseille, citron, pamplemousse, orange.

Dépuratifs du sang : carotte, ortie, pissenlit.

• ***Les plantes*** :

L'infusion d'ortie est utile pour tonifier les reins, de même que la prêle qui apporte aussi ses effets reminéralisants.

La consoude est intéressante car elle apporte de nombreux acides aminés, des vitamines et des sels minéraux.

• ***Compléments alimentaires*** :

- **Eau de mer en ampoules Quinton** : 2 ampoules par jour, une le matin et une le midi dans un verre d'eau avant les repas.

Sur le **plan physique**, les cataplasmes à l'argile à appliquer sur la zone douloureuse apportent un soulagement rapide.

Masser la zone douloureuse avec de l'huile à l'arnica après avoir pris un bain dans lequel on aura mis 1 cuillère à soupe d'huile à l'arnica.

Il est aussi possible de mettre une bouillotte chaude sur l'endroit concerné.

Il est conseillé dans la mesure du possible de se faire manipuler par un ostéopathe qui essayera de soulager le problème de manière douce.

Dormir avec des coussins pour soutenir le dos et les jambes peut être bénéfique.

La posturologie conseille de plier les genoux et non le dos pour soulever des objets lourds.

Porter des chaussures confortables à talons plats avec voûte plantaire.

■ Brûlures d'estomac

Ce sont des douleurs, sensations de chaleur et brûlures acides dans l'œsophage après le repas. Cela peut être dû à de la tension nerveuse, un excès de production de sucs gastriques, un relâchement des muscles stomacaux qui n'empêchent plus les aliments de remonter ou encore à un déplacement de l'estomac dû à l'agrandissement de l'utérus.

D'un point de vue psychique, les brûlures sont souvent reliées au sentiment d'injustice, ce qui se manifeste par de la colère et une brûlure. D'après le Dr Soulier, l'estomac représente le « chaudron de l'acceptation », et l'excès d'acidité gastrique se déclenche quand nous fonctionnons selon des structures qui ne sont pas les nôtres. Autrement dit, nous acceptons trop de choses qui viennent de l'extérieur. L'acidité est un révélateur de colère cachée.

La médecine chinoise fait correspondre à l'estomac la modalité psychique de l'obsession.

• ***Fleurs de Bach*** :

- *Agrimony* : pour celles qui ont peur des conflits et qui ont tendance à se cacher derrière un masque jovial. L'élixir aide à accepter ses défauts et à voir les conflits de manière constructive.
- *Red Chesnut* : pour celles qui sont saisies d'angoisse pour les êtres chers, l'anxiété et la peur se transforment en brûlures gastriques récurrentes.
- *Mustard* : pour celles qui sont tristes sans raison apparente et qui sont dans l'attente anxieuse.

La relaxation peut être d'un grand secours pour apprendre à gérer son stress vis-à-vis des autres.

Musicothérapie : dans les troubles digestifs, la musique diminue la douleur viscérale et rééquilibre les contractions péristaltiques. Il est conseillé d'écouter Mozart pour réduire la sécrétion acide de l'estomac.

En chromothérapie, le jaune est associé à la guérison des troubles digestifs.

Le yoga est une discipline qui peut aussi apporter une amélioration sensible.

• ***Prévention*** :

Sur le **plan vital**, le réglage alimentaire consistera à réduire ou supprimer la consommation de mets gras, viennoiseries, viandes en sauces, nourriture industrielle, aliments trop acides, sucres raffinés, thé et café.

Le fait de manger en petites quantités et plus fréquemment aide à éviter les surcharges.

Il peut être utile de manger le plat de crudités après le plat chaud car les fibres peuvent irriter l'estomac.

• ***Alimentation*** :

Les aliments conseillés sont : carotte, chou, coing, fenouil, figue, laitue, pomme, pommes de terre et la réglisse (sauf en cas d'hypertension).

Les aliments déconseillés sont : citron, pamplemousse, alcool et vin, piment, poivre, moutarde, noix, oignons, ail, vinaigre, café, thé.

- Il est nécessaire de bien mâcher et de manger lentement.
- Le jus de pommes de terre crues s'avère être un formidable pansement gastrique, boire un verre avant chaque repas.
- Éviter de s'allonger après le repas et préférer la position semi-assise.

• ***Les plantes*** :

Tisane digestive : fenouil, menthe et mélisse, une pincée du mélange par tasse, boire une tasse après chaque repas.

• ***Compléments alimentaires*** :

- **Argile** : 1 cuillère à café dans un verre d'eau le soir avant de se coucher, laisser reposer toute la nuit et boire l'eau le lendemain matin. En cure d'un mois, à renouveler si nécessaire.
- **Bicarbonate de soude** : diluer 1 cuillère à café dans un verre d'eau et boire rapidement après les repas du midi et du soir.

Sur la **composante physique**, la posturologie conseille d'adopter une posture correcte et une respiration efficace détendue pour favoriser le fonctionnement de l'appareil digestif.

Un léger glissement hors de l'axe postural peut avoir des effets négatifs au niveau de l'abdomen.

■ Fatigue nerveuse, anxiété, insomnies

Les changements hormonaux, émotionnels, physiques ainsi que le surmenage sont souvent à l'origine d'une fatigue extrême et de changements d'humeur. C'est l'occasion d'aller voir du côté du mental ce qui se cache derrière cette irritabilité, ces insomnies ou cet épuisement.

Symboliquement, cela peut être lié à la peur de souffrir vers la fin de la grossesse. Cela peut aussi signifier que l'on veut garder le contrôle parce que l'on a grandi dans un climat de peur, de critique ou de violence ; quand le contrôle est menacé, l'anxiété s'empare de la personne.

Les insomnies passagères sont plutôt reliées à de la tension, de l'inquiétude qui entraîne une prédominance de notre système orthosympathique, nous gardant éveillés.

L'anxiété est caractérisée par une sensation de danger indéterminé et peut se transformer en trouble psychosomatique ou en trouble fonctionnel exprimé par la pâleur, l'hypertension ou l'insomnie.

• ***Fleurs de Bach*** :

- *Rescue Remedy* : remède de premier secours quand la tension se fait sentir, quand on a la sensation que l'on va « craquer », ou après un choc émotionnel. Peut rétablir rapidement l'équilibre émotionnel et psychologique normal. À utiliser en flacon, 4 gouttes sous la langue ou en crème en massage du plexus solaire.

- *Aspen* : peurs floues et irraisonnées, pour celles qui ont la sensation que quelque chose va arriver sans jamais savoir de quoi il s'agit. L'élixir amène confiance et sécurité.

- *Olive* : pour celles qui se sentent épuisées et au bout du rouleau, l'élixir aide à retrouver son énergie.

- *Elm* : pour celles qui se sentent accablées et dépassées par l'ampleur de la tâche. *Elm* aide à se sentir capable et efficace.

- *Mimulus* : pour les peurs précises, par exemple peur de l'accouchement, aide à avoir confiance.

- *Larch* : pour celles qui manquent de confiance en elles et qui sont persuadées de l'échec, l'élixir amène détermination et confiance en soi.

- *Hornbeam* : quand on éprouve de la lassitude face aux tâches quotidiennes, que l'on a du mal à démarrer. Aide à se replonger dans la vie, à retrouver son dynamisme.

La méditation et la pensée positive sont des outils émotionnels et psychiques importants.

La sophrologie permet également de maîtriser les tensions grâce à des exercices simples et efficaces.

La musicothérapie est utile contre l'insatisfaction, la frustration et l'angoisse. Dans ce cas, Bach, Beethoven et Chopin (*Valse en la mineur*) ainsi que la *Symphonie n° 40 en sol mineur* et le « prélude » de Wagner, sont des morceaux de musiques qui ont des vertus calmantes apportant la détente et la relaxation. Les berceuses sont utiles pour lutter contre les troubles du sommeil.

La chromothérapie préconise l'utilisation du vert pour apporter calme et harmonie.

• ***Alimentation*** :

Sur le **plan vital**, il est conseillé de consommer une infusion de plantes calmantes le matin au petit-déjeuner ; fleurs ou feuilles d'oranger, mélisse ou aubépine accompagnée de châtaignes, bananes, abricots secs et noix.

Les autres aliments conseillés sont : laitue, mâche, millet, poissons maigres ou gras, aromates, aliments riches en iode.

Il est important de faire attention à sa consommation de sucre qui, consommé en grandes quantités, peut provoquer des malaises, une grande fatigue et une perte de calcium et magnésium.

• ***Les plantes*** :

On pourra prendre le mélange suivant en extrait de plantes fraîches :

Passiflore aa
Aubépine } qsp 125 ml
Mélisse

Mode d'emploi : une demi-goutte par kilo de poids corporel, matin, midi et soir pendant un mois.

Le soir au coucher, prendre une infusion de feuilles d'oranger.

• ***Compléments alimentaires*** :

- **Pollen ou gelée royale** : ce sont deux harmonisants endocrinien, revitalisants généraux et polyvalents. Le pollen est surtout indiqué dans les cas de stress et d'asthénie.

- **Eau de mer en ampoules Quinton** : « Il y a identité physique et physiologique entre l'eau de mer et le milieu interne de l'organisme. » (René Quinton, Collège de France, 1904). L'eau de mer est un harmonisant du terrain, améliore le pH sanguin. Elle est utile pour lutter contre les fatigues chroniques, l'asthénie, la fragilité au stress et particulièrement indiquée pour accompagner la grossesse.

Sur le **plan physique**, il est conseillé de pratiquer un exercice physique modéré mais régulier, une demi-heure de marche chaque jour plutôt que deux heures d'un seul coup. Privilégier les forêts, lacs et paysages sereins.

■ Cystite

Physiologiquement, le volume sanguin augmente de moitié pendant la grossesse, les reins doivent éliminer d'avantage et le système urinaire devient plus sensible aux infections.

D'un point de vue psychique, la cystite symbolise la colère vécue à la suite de déceptions ou de frustrations par rapport à nos attentes. Cela symbolise aussi la peur de ne pas trouver sa place, la peur de la perte de son territoire.

• *Fleurs de Bach* :

- *Holly* : pour celles qui se sentent frustrées à cause des aspects négatifs d'une nouvelle existence ou affaiblies par la vie domestique, ce qui crée de la colère. L'élixir peut aider à apporter compréhension et tolérance.
- *Mustard* : pour celles qui sont déçues par rapport à leurs attentes ou désillusionnées. L'élixir amène la paix intérieure et la stabilité.
- *Mimulus* : contre le sentiment de peur de perdre sa place.

• *Alimentation* :

Sur le **plan vivant**, il est conseillé de prendre une infusion de thym ou de fleurs de bruyère au petit-déjeuner avec quelques abricots secs en plus de la ration habituelle.

Les autres aliments indiqués sont : airelle, céleri, pourpier, navet, chou-fleur, citrouille, cresson, chou, choucroute, oignon, millet, thym, poireau, radis, laitue, maïs, citron.

Pour la collation, il est indiqué de consommer les fruits suivants : abricot, kiwi, poire, raisin, pomme ainsi que du jus de myrtille qui est anticollibacillaire ou du jus d'airelle (canneberge).

Les aliments contre-indiqués sont : artichaut, ail, asperge ainsi que les aliments riches en acide urique et oxalique (épinards, oseille, blette, rhubarbe, viande rouge, abats, soja, chocolat, thé et café).

La vitamine C acidifie l'urine et « lave » les bactéries. Les comprimés d'acérola seront utiles pour une dose de 1 mg par jour à consommer à 11 heures le matin.

• ***Les plantes*** :

Les traitements les plus efficaces seront à base de teintures mères ou d'extraits de plantes fraîches :

Busserole aa
Chiendent } qsp 125 ml
Échinacée

Mode d'emploi : une demi-goutte par kilo de poids corporel dans un verre d'eau matin, midi et soir.

- Busserole : 30 g dans un litre d'eau, laisser infuser pendant une heure et boire une tasse toutes les deux heures. Ne pas dépasser dix jours de traitement.[7]

Accompagner cette tisane d'une plante diurétique comme la verge d'or ou la feuille de framboisier.

Il est possible de rajouter de l'ortie pour tonifier les reins.

Sur le **plan physique**, le bain de siège tiède dans lequel on met une infusion de busserole ou de lavande à raison de 30 g pour un litre d'eau soulage de manière très efficace les cystites.

Il est nécessaire de porter des sous-vêtements en coton et de ne pas utiliser de mousse, huile et sels de bains qui offrent un terrain propice aux bactéries. Se laver avec un savon au souci non irritant pour les muqueuses ou un savon d'Alep.

Pour finir, il est très important d'uriner dès que le besoin s'en fait sentir.

---

7. Susun S. Weed, *Le trèfle de vie*, Éd. Mammamélis.

■ Hypertension

Il y a deux types d'hypertension, l'hypertension artérielle chronique, supérieure à 140/90 mmHg et l'hypertension gravidique, c'est-à-dire une augmentation constante de la pression artérielle dès la 28e semaine de gestation et qui disparaît après l'accouchement. Le fœtus est alors en danger car l'afflux de sang vers le placenta est réduit et l'oxygène est donc moins disponible.

Du point de vue psychique, le débit émotionnel est trop fort et lié à une forte émotion ou à une émotion de longue date et non résolue (secret, culpabilité, rancune), créant un stress, une pression qui se matérialise par de l'hypertension. L'hypertension est souvent liée au transgénérationnel, elle est un moyen de passer en force quand il est impossible de faire autrement.

• *Fleurs de Bach* :

- *Vine* : pour celles qui sont hypertendues, hyperactives, autoritaires et plutôt sûres d'elles, l'élixir *Vine* apportera la capacité à gérer son autorité et à se calmer en étant également plus compréhensive envers autrui.
- *Cherry Plum* : quand la pression intérieure est trop forte et que l'on a peur de perdre le contrôle de ses émotions. L'élixir apporte apaisement et sang froid.
- *Star of Bethleem* : pour celles qui ont des chagrins, de la peine ou des secrets enfouis qui pèsent au niveau émotionnel. L'élixir apporte la paix et la libération intérieure.
- *Pine* : quand on porte une culpabilité trop lourde.
- *Willow* : quand on ressent de la rancœur vis-à-vis de quelqu'un.

La relaxation et la sophrologie peuvent aussi aider à faire descendre la pression, à relativiser et à faire les choses dans le calme en profitant de l'instant présent.

• *Alimentation* :

Sur le **plan vivant**, il sera surtout conseillé d'éviter les stimulants, les aliments épicés, poivrés, le thé, le café, le cola et la nicotine.

Il faudra favoriser la consommation d'ail, ail des ours, d'oignons et de persil crus ainsi que de concombre le plus souvent possible. Consommer des aliments peu salés, éviter l'excès de viande, de poisson et d'œufs et ne boire qu'à sa soif.

Le réglage alimentaire sera renforcé par les aliments suivants :

- *Le matin* : une infusion de queues de cerises, d'anis vert ou de thé vert.
- *Le midi et le soir* : pomme de terre, betterave, fenouil, radis noir et rose, pissenlit, asperge, artichaut, riz, seigle, haricots verts, poireau, courgette, pourpier, citrouille.
- *Pour la collation de 17/18 heures* : fraise, citron, pastèque, raisin, poire.

Le seul aliment contre-indiqué est **la réglisse**.

• ***Les plantes*** :

Il est conseillé de prendre ces plantes en teintures mères :

Solidago virga aurea TM
Allium ursinum } aa
qsp 125 ml

Mode d'emploi : une demi-goutte par kilo de poids corporel, matin, midi et soir à jeun dans un verre d'eau.

L'extrait d'olivier est aussi indiqué en extrait de plantes fraîches à raison d'1 cuillère à café dans un verre d'eau matin et soir avant les repas.

D'après Susun S. Weed, il est possible de compléter avec une infusion d'aubépine (baies) à raison de 30 g de baies séchées et broyées infusées dans deux tasses d'eau froide pendant la nuit. Faire bouillir et boire une tasse au cours de la journée.

Sur le **plan physique**, il est recommandé de faire de l'exercice car l'effort augmente l'afflux de sang dans les veines qui s'élargissent et font donc baisser la tension artérielle.

4. La préparation à l'accouchement et les techniques naturelles

« De quoi est faite la fameuse préparation dans une maternité standard ? De visites prénatales souvent trop rapides, d'examens médicaux de routine, de cours sur la physiologie qu'on a un mal fou à mémoriser, de films tristounets sur l'accouchement, d'une visite guidée de la salle d'opération et de quelques séances de battements de jambes. Pas de quoi en redemander. »[8]

C'est peut-être la raison pour laquelle 50 % des femmes disent trouver la préparation à l'accouchement inutile. Pourtant, des alternatives existent et elles sont plutôt nombreuses : sophrologie, haptonomie, préparation en piscine, relaxation, yoga, etc. Une préparation comme la sophrologie est même prise en charge à 100 % par la Sécurité sociale si elle est exécutée par une sage-femme.

Je vous conseille vivement de faire des recherches, de consulter des ouvrages, de prendre contact avec des associations qui favorisent l'approche naturelle de la naissance, de visiter des sites web, bref, ne pas hésiter à faire des démarches en parallèle à la préparation médicale pour mettre toutes les chances de votre côté.

Peut-être finirons-nous par prendre exemple sur nos voisins européens qui, pour la plupart, sont ouverts à une naissance plus humaine. Dans les pays anglophones par exemple, il existe des « éducatrices de la naissance » qui sont des mères ayant mis au monde leurs propres enfants et qui font profiter les autres futures mamans de leur expérience sans aucun diplôme particulier. Cela tourne plus autour de rencontres et d'un principe éducatif plutôt que de préparation et d'enseignement. Elles sont là pour satisfaire les besoins sociaux des femmes enceintes et jouent le rôle éducatif qui revenait traditionnellement à la mère, aux tantes ou aux femmes des générations précédentes, comblant ainsi le fossé particulier à notre siècle qui tend à séparer deux générations de mères.

8. F. E. Morin, *Petit manuel de guérilla à l'usage des femmes enceintes*, Seuil.

Pourtant, notre siècle nous offre quand même une multitude d'ouvertures vers des techniques douces et naturelles qui peuvent aider la femme enceinte à aborder son accouchement en confiance et en étant épanouie sur tous les plans de l'être. Comme cela a été mentionné plus haut, la sophrologie fait partie de ces techniques qui peuvent aider la femme enceinte à se préparer à l'accouchement.

• **La sophrologie** aide la femme enceinte à prendre conscience de son corps et des transformations liées à la grossesse ainsi qu'à communiquer avec le bébé. La préparation à l'accouchement est aussi un outil qui aide à adopter de bonnes positions pour le dos, à s'étirer ou à apprendre comment basculer son bassin, position qui sera bénéfique pendant, avant ou après les contractions. La sophrologie est également une alternative possible à la péridurale ainsi qu'à l'épisiotomie. C'est un langage nouveau et différent qui a cependant ses limites par rapport aux réalités mécaniques.

• **Le yoga** est aussi une technique naturelle très intéressante qui peut être pratiquée tout au long de la grossesse, mais également comme méthode de préparation à l'accouchement.

• **Le chant** peut être considéré comme une méthode de préparation à l'accouchement car c'est un exercice respiratoire, correspondant à un besoin humain fondamental et transculturel du point de vue du fœtus dont le sens vibratoire est précocement mature et a besoin de stimulations.

Issu de la psychophonie, le chant prénatal apporte une prise de conscience et un contrôle de son corps par les sons. Pratiqué depuis plus de quinze ans, il a fait ses preuves auprès de femmes ayant mieux vécu leur grossesse et préparé leur accouchement grâce à cette pratique surprenante mais néanmoins sérieuse.

Le répertoire de chansons est étendu (chansons tendres, amusantes, berceuses, etc.) et accompagnera la famille au quotidien. Le chant prénatal permet de mieux vivre la grossesse, de mieux préparer l'accouchement, physiquement et psychologiquement, de communiquer très tôt avec l'enfant, d'introduire dans cette relation les autres enfants et ainsi de préparer le bébé à sa vie prochaine. En travaillant la voix, la femme enceinte va apprendre à respirer convenablement, à améliorer certaines positions de son corps et à assouplir son bassin. Le chant est un art qui lui permettra d'aspirer à un certain équilibre. Cette méthode peut se pratiquer dès le 4e mois de la grossesse. La préparation physique est capitale et pratiquée par des sages-femmes. Le chant prénatal est un plus à cette préparation.

D'après Michel Odent, dans son livre *Votre bébé est le plus beau des mammifères*, le chant est une activité qui permet de potentialiser les activités des cerveaux anciens et nouveaux. Le chant est une activité spécifiquement humaine qui correspond à la résurgence de besoins fondamentaux pendant la grossesse. Pendant que l'on chante, la voix est en même temps au service du cerveau émotionnel et au service du cerveau du langage, c'est la transmission directe d'émotions par la mélodie, le rythme est complété par l'utilisation de mots, ce qui crée l'harmonie entre les deux cerveaux.

• **L'haptonomie** est une autre technique naturelle très intéressante car elle prépare les deux parents à l'accouchement : « L'haptonomie offre aux parents la possibilité d'établir un réel contact avec leur bébé, de jouer et dialoguer avec lui bien avant sa naissance.

Il s'agit d'apprendre au fur et à mesure des séances le langage et les gestes adaptés à cet échange. Concentrer son attention sur l'enfant en positionnant ses mains de telle façon qu'il va répondre aux différentes pressions, onduler et se déplacer doucement.

C'est une sensation qui est bien différente de celle que l'on peut ressentir habituellement. La préparation est très utile pour resserrer les liens entre la maman et son enfant mais également pour le papa qui va plus facilement trouver sa place auprès du bébé pendant la grossesse puis au moment de sa naissance.

On s'aperçoit aussi que les parents qui ont suivi ces séances se sentent d'autant plus à l'aise au moment de l'accouchement. Au total, huit séances seront nécessaires ; il est d'ailleurs souhaitable de commencer sa préparation au quatrième mois de grossesse pour bénéficier des effets de l'apprentissage.

L'investissement des deux parents est primordial pour faire passer un équilibre affectif à l'enfant, sans cela le travail haptonomique ne pourra pas être efficace. C'est grâce à cette relation particulière que le bébé va pouvoir continuer son développement dans un sentiment de sécurité directement lié à la relation affective qu'il aura pu nouer avec ses parents. »[9]

De plus l'haptonomie paraît présenter un avantage important sur la gestion de la douleur.

• **La préparation en piscine** présente elle aussi des avantages car elle permet à la femme enceinte d'exécuter sans peine les exercices prénataux, quelle que soit la méthode d'accouchement choisie. La préparation en piscine commence au cinquième mois, dans une eau chaude, 32 à 34 °C, sous la direction d'une sage-femme. La femme enceinte muscle ses bras, ses jambes, son dos, elle travaille l'ouverture du bassin, le souffle et apprend à se relaxer. L'avantage de cette préparation est d'être autant psychique que physique, elle muscle, prépare et tonifie le corps et amène la détente sur le plan mental.

• **Les Fleurs de Bach** sont aussi très utiles pour se préparer à l'accouchement :

- *Mimulus* : pour la peur de l'accouchement à proprement parler, de la douleur, l'élixir aide à retrouver calme et sérénité.
- *Larch* : quand on manque de confiance en soi et qu'on a peur de l'échec. Apporte la confiance en soi et aide à dépasser ses limites.
- *Walnut* : pour aider à passer cette période de transition entre la grossesse et la venue du bébé quand on est vulnérable au changement. Permet de lâcher prise et apporte la protection par rapport à l'extérieur en aidant la personne à franchir le pas vers la libération.
- *Aspen* : pour les peurs plus vagues ou irraisonnées
- *Water Violet* : pour celles qui ont beaucoup d'amour-propre par besoin d'indépendance et qui auraient peur de se montrer dans des positions qu'elles trouveraient inconvenantes.

9. www.naissance.fr/haptonomie.cfm

• ***Les plantes*** :

La plante la plus utile pour la préparation à l'accouchement est le framboisier, tonique utérin car il fortifie le muscle lisse de l'utérus (myomètre) et permet d'éliminer une partie des causes d'un accouchement douloureux et favorise un prompt rétablissement.

Faire une infusion avec 1 cuillère à café de feuilles de framboisier par tasse et en boire au moins 2 tasses par jour pendant les dix dernières semaines de la grossesse.

La sauge associée au framboisier semble être aussi très efficace. Consommer en mélange **deux semaines avant l'accouchement**.

Toutes les techniques évoquées ici ne présentent bien sûr qu'une liste non exhaustive de méthodes de préparation naturelle à l'accouchement. Cependant, ce petit échantillon montre comment il est possible de trouver des alternatives à la triste préparation traditionnelle proposée dans la plupart des maternités. Une fois que vous serez préparée dans de bonnes conditions qui réunissent les trois plans de l'être, vous pourrez aborder sans appréhension (ou presque) l'accouchement proprement dit qui lui aussi est un acte de vie et non une maladie.

Pour cela, vous serez amenée à faire des choix relativement à l'avance sur l'endroit où vous voulez accoucher ainsi que les conditions dans lesquelles vous souhaitez voir cet accouchement se dérouler. Il est possible de trouver des alternatives à condition d'être motivée !

III. L'accouchement

L'accouchement est un événement privé. Quand il se passe en milieu public, le personnel doit s'effacer le plus possible et ne pas séparer la mère, l'enfant, le père ou tout entourage choisi par la femme. Porter un enfant, le mettre au monde est un acte de santé, pas une maladie.

La gestion de la douleur avant et pendant l'accouchement est aussi un sujet de réflexion intéressant à aborder. Dans la plupart des maternités, la seule alternative (parfois salutaire) à la douleur est la péridurale ou l'utilisation des analgésiques injectés par piqûres intramusculaires. « Cependant, il existe une panoplie de techniques non invasives comme la réflexothérapie, surtout utilisée pour combattre les douleurs lombaires, l'acupuncture, la stimulation électrique et l'auriculothérapie qui font toutes trois appel aux notions de courant d'énergie. Par une action stimulante sur certains points du corps, elles sont à même d'augmenter ou de diminuer l'intensité des contractions et d'atténuer la sensation de douleur qui les accompagne ou de déclencher le travail. »[10] Toutes ces techniques nécessitent une formation de la part des sages-femmes et ne sont pas vraiment prises en compte.

Toujours d'après F. Edmonde Morin, la sophrologie, forme d'autohypnose par les sons, permet comme en acupuncture un déclenchement du travail et une diminution du temps de dilatation d'un tiers environ et une stimulation de la lactation.

10. F. Edmonde Morin, *op. cit.*

1. Les alternatives à l'accouchement en maternité

La Maison de Naissance

Qu'est-ce qu'une Maison de Naissance ?

• Une Maison de Naissance est un lieu d'accueil des femmes enceintes et de leur famille dans la mesure où la grossesse, l'accouchement et le post-partum restent dans le cadre de la physiologie. Les sages-femmes en assurent la responsabilité médicale, en toute autonomie et conformément à leur compétence légale. La Maison de Naissance doit être un service accessible à tous.

• Le suivi des femmes répond à la notion d'accompagnement global de la naissance, qui associe une femme et une sage-femme référente pendant le déroulement de la grossesse, l'accouchement et l'après-naissance.

• Une Maison de Naissance est un établissement sans autre équipement médical que celui utilisé par les sages-femmes. C'est une structure autonome, située en dehors des établissements hospitaliers, et travaillant en réseau avec l'ensemble du système et des praticiens de santé.

• Une Maison de Naissance est un lieu convivial qui respecte la liberté et le besoin d'intimité des parents.

Le caractère commun à toutes les Maisons de Naissance repose sur un suivi intense des femmes, physique et émotionnel, clinique et biologique, et sur un strict respect de la physiologie. Les Maisons de Naissance ouvrent donc un espace très particulier à mi-chemin entre un accouchement à domicile et un accouchement au sein d'une maternité traditionnelle.

En Europe, il existe de nombreuses structures en Allemagne et en Suisse. Il en existe aussi en Autriche, en Belgique, en Suède et en Grande Bretagne.

Quel est le public concerné par les maisons de naissance ?

• Un suivi en vue d'un accouchement au sein de ces établissements ne s'adresse qu'à des femmes en bonne santé, dont la grossesse est à bas risque et laisse présager un accouchement eutocique.

• Le désir de s'investir dans la grossesse doit être présent.

• Le choix doit être éclairé, ce qui implique une prise de conscience de la part des futurs parents, des limites de ce type de structures comme :

- l'absence d'analgésie péridurale ;
- la nécessité d'un transfert vers une structure hospitalière en cas de complication.

Dans le principe des Maisons de Naissance, l'environnement, l'architecture tiennent une place importante. Ces structures sont généralement situées dans un bâtiment agréable, de taille humaine, qui se rapproche le plus possible d'une habitation à caractère familiale.

Les aménagements intérieurs, là encore sont étudiés pour offrir une ambiance chaleureuse, proche de celle du domicile. Des salles réservées aux familles, des salles de consultation, des salles de préparation à l'accouchement, contribuent à instaurer un climat d'intimité.

En moyenne, deux chambres d'accouchement sont aménagées par maison. Le matériel nécessaire au suivi du travail est bien dissimulé et ne sera sorti qu'au moment opportun. Pas de table d'accouchement mais des lits d'apparences banales. Une baignoire fait très souvent partie du mobilier. Des pièces sont réservées à la réanimation de nouveau-né.

Possibilités d'implantation en France

Il existe une réelle demande des femmes et de leur famille qui s'articule principalement autour de trois notions qui sont :

- l'appropriation de la grossesse, de l'accouchement ;
- le suivi global du début de la grossesse, l'après naissance ;
- l'autonomie, une demande de participation à l'acte de grossesse, de naissance.

(Sources : *www.reseau-naissance.com*)

Les Maisons de Naissance proposent une excellente alternative à la surmédicalisation de la naissance et se rapprocheraient des polycliniques existantes aux Pays-Bas.

Cependant, malgré beaucoup de motivation et de bonne volonté de la part des sages-femmes à l'origine de ces projets en France, les pouvoirs publics ne tiennent pas leurs engagements. Beaucoup de choses restent encore à mettre en place et on peut espérer que la demande de la part des futurs parents permettra de motiver l'offre.

L'accouchement à domicile

L'accouchement à domicile est une alternative intéressante mais qui peut parfois relever du parcours du combattant. En effet, en France, il faut déjà pouvoir trouver une sage-femme pratiquant l'accouchement à domicile dans sa région, ce qui semble beaucoup plus facile en région parisienne qu'en province. Ensuite, il faut que la sage-femme soit disponible et qu'elle soit assurée, ce qui est aussi de plus en plus difficile. Enfin, il faut bien sûr que la future maman présente une grossesse physiologique ne comportant pas de risques.

Si ces conditions sont réunies, la future maman peut alors bénéficier d'une médecine préventive poussée et d'une préparation de grande qualité. De plus, l'accouchement à domicile assure un suivi particulier après la naissance.

L'accouchement à domicile vu par une sage-femme **:**

Françoise Henriet, sage-femme à Chambéry, a pratiqué de nombreux accouchements à domicile et ne peut plus exercer depuis deux ans car les assureurs ne veulent plus prendre en charge et couvrir les risques engendrés par la naissance en dehors du milieu hospitalier. Elle ne se laisse pourtant pas décourager et continue à exercer sa profession en luttant pour que cette situation puisse changer.

Elle raconte que l'accouchement à domicile est une expérience très positive et relève davantage de l'accompagnement que de l'acte médical dans la mesure où tout se passe bien. La naissance se passe dans l'intimité, ce qui fait porter un autre regard sur la naissance. Au niveau sécurité, le minimum est toujours à disposition au cas où, c'est-à-dire monitoring et oxygène.

La femme vit vraiment la naissance de son enfant, elle n'en est pas dépossédée. Elle ne subit pas de contrariétés et vit son accouchement dans le respect et la liberté.

2. L'accouchement et les remèdes naturels

Comme je l'ai dit plus haut, les techniques naturelles comme la sophrologie, le yoga, l'acupuncture, l'auriculothérapie ou encore l'homéopathie font parfois des merveilles pour favoriser un accouchement dans de bonnes conditions tout en minimisant la douleur et les risques pathologiques.

Il existe aussi d'autres moyens naturels pouvant agir tour à tour sur les différents plans de l'être.

- ***Les Fleurs de Bach*** :

- S'il s'agit de la peur de se retrouver à l'hôpital, de voir des écrans de contrôle autour de soi ou tout simplement la peur de souffrir, alors *Mimulus* sera la quintessence appropriée.

- *Aspen* pourra aider celles qui ont peur de l'inconnu, qui ont la sensibilité à fleur de peau et qui appréhendent le pire à venir.

- Enfin, *White Chestnut* sera utile à celles qui sont inquiètes et dont les pensées tournent en rond dans leur tête.

Le remède le plus utile pendant l'accouchement, et surtout au moment où les contractions commencent à être violentes, est le **remède d'urgence** ou « *Rescue Remedy* ». En effet, avant l'expulsion, la femme qui accouche peut avoir des difficultés à se contrôler et cela peut engendrer divers sentiments dont celui de haine vis-à-vis de celui ou celle qui se trouve à côté, le sentiment de colère ou de ressentiment peut aussi s'exprimer à ce moment-là. *Rescue* est le remède idéal dans ce genre de situation, quatre gouttes dans un verre d'eau à avaler à intervalles réguliers dès que le besoin s'en fait sentir apaiseront l'affolement et aideront à garder le contrôle de l'esprit.

Immédiatement après la naissance, il est possible de continuer à prendre *Rescue* mais l'essence de *Walnut* peut aussi s'avérer utile car elle permet de s'adapter plus facilement aux changements. Le bébé en profite également s'il est nourri au sein et cela lui permet de mieux vivre l'adaptation à son nouvel environnement.

• ***Alimentation*** :

Sur le **plan vivant**, le régime alimentaire qui précède l'accouchement doit fournir l'organisme en aliments « énergie ». Le régime ne changera pas et on veillera à consommer aussi des protéines animales et végétales et des vitamines par le biais des fruits et légumes frais.

Cependant, comme pour les sportifs de haut niveau, il peut être intéressant de fournir à son corps un supplément d'énergie en consommant quelques jours avant terme une quantité plus importante de sucres lents comme les pâtes ou des céréales telles que le millet et l'avoine. Les fruits secs comme les abricots et les figues apporteront leurs effets énergétiques et anti-anémiques pour l'abricot. Il ne faudra cependant pas trop surcharger le tube digestif juste avant l'accouchement pour éviter une accumulation des selles dans l'intestin au moment de la naissance.

• ***Les plantes*** :

Les plantes utiles pour faciliter l'accouchement sont tout d'abord les feuilles de framboisier pour leur action sur la muqueuse utérine et leur capacité à favoriser le travail de l'utérus pendant les contractions. Pour les conseils d'emploi, on se référera au chapitre sur la préparation à l'accouchement.

IV. L'après naissance

Il est très courant que les femmes éprouvent une sorte de déprime dans les jours qui suivent la naissance. Cette déprime postnatale est plutôt normale car elle correspond à la chute rapide des taux de progestérone et d'œstrogènes dans l'organisme. La gravité de cette dépression varie d'une femme à l'autre et là encore il est possible d'y remédier grâce aux élixirs du Dr Bach.

• ***Les Fleurs de Bach*** :

- Si la cause de cet état dépressif est indéterminée, alors l'élixir *MUSTARD* pourra lever cette sensation de tristesse profonde en douceur.
- S'il s'agit du sentiment de déception et de découragement qui est responsable de la dépression, alors c'est *GENTIAN* qui aidera à retrouver le courage et à voir les choses de manière plus positive.
- Si la femme ayant accouché se sent prête à exploser et craint de perdre le contrôle de son esprit, c'est *CHERRY PLUM* qui l'aidera à soulager ces sentiments.
- *PINE* est la quintessence qui permet de soulager le sentiment de honte et de culpabilité que provoquent ces sentiments.
- S'il s'agit de l'inquiétude et de la crainte pour l'enfant qui prédomine, c'est *RED CHESNUT* qui pourra aider à modérer les peurs.
- Si l'accouchement a été traumatisant, il est utile d'utiliser *STAR OF BETHLEHEM*.
- *CRAB APPLE* sera utile pour celles qui ont besoin de se purifier et qui se sentent sales après l'accouchement.

• ***Alimentation*** :

Du point de vue vivant, il sera intéressant de fournir son organisme en aliments et compléments alimentaires régénérant : figues, gelée royale, graines germées, pollen d'abeille, ginseng, levure, abricots secs, carotte, spiruline.

• *Les plantes* :

Les plantes utiles contre l'épuisement physique et mental sont :

- **La mélisse** : utilisée depuis longtemps en cas de dépression et de mélancolie, elle aide à s'adapter à des situations de vie difficiles à admettre. Faire une infusion avec 1 cuillère à café par tasse, boire 2 à 3 tasses par jour pendant deux semaines.

- **La camomille** : calme la douleur et détend l'esprit. Mettre 1 cuillère à café par tasse et boire 2 à 3 tasses par jour.

- **La passiflore** : sédatif sans effets secondaires, elle apporte la détente et le calme et aide à mieux dormir. Faire infuser feuilles et fleurs à raison d'1 cuillère à café par tasse, 2 tasses dans la journée et une avant d'aller se coucher.

- **L'ortie** : sa richesse en calcium aide à diminuer les douleurs musculaires dans l'utérus et dans les jambes, elle augmente la quantité d'hémoglobine dans le sang, réduit les hémorroïdes et renforce les vaisseaux sanguins, elle augmente aussi la quantité et la qualité du lait maternel. Sa richesse en fer en fait une plante tout indiquée pour récupérer après l'accouchement. Faire infuser une pincée de feuilles par tasses et boire 2 tasses par jour.

- **Éleuthérocoque** : stimulant physique et intellectuel, il permet de récupérer plus rapidement et de donner un coup de fouet à l'organisme. À consommer en gélules ou extrait de plantes fraîches.

• *Compléments alimentaires* :

- *l'eau de mer Quinton* pour reminéraliser l'organisme et stabiliser l'équilibre nerveux ;

- *les probiotiques* pour réensemencer la flore intestinale et favoriser un bon équilibre immunitaire et digestif ;

- *les oméga-3*, indispensables pour éviter le « coup de blues » et retrouver rapidement un dynamisme global.

Sur **le plan physique**, des bains auxquels on aura rajouté quelques gouttes de *Rescue* et de *Crab Apple* en Fleurs de Bach pourront aider à prévenir d'éventuelles infections génitales, surtout s'il y a eu épisiotomie. La crème au *Rescue* peut aussi être utilisée en application locale.

L'allaitement

La façon la plus naturelle pour une mère de nourrir son bébé est le sein. En effet, le lait maternel renferme tous les ingrédients nutritifs nécessaires, en proportion exacte, aux besoins du bébé pendant les premières semaines de sa vie.

Cependant, dans notre société occidentale, il est parfois difficile de concilier allaitement et vie quotidienne. Certaines femmes ont peur d'être encore plus fatiguées, d'autres de ne pas pouvoir assumer ce qu'elles ont à faire au quotidien, d'autres peur que cela ne plaise pas à leur mari et d'autres encore sont carrément réticentes à l'idée d'avoir à donner le sein à leur enfant.

Pourtant, il est bon de savoir quels sont les avantages d'une nourriture au sein car l'allaitement n'est pas qu'un bienfait alimentaire mais il agit aussi sur la fonction psychique. En passant par la relation émotionnelle qui unit l'enfant à sa mère, il agit sur les fonctions métaboliques et physiologiques, mais aussi sur la construction des os, des muscles et des nerfs de l'enfant.

Allaiter, c'est donc combler un individu dans sa globalité.

Le lait est un aliment très complet car il fournit tout ce dont le jeune enfant a besoin. La structure avec les protéines, l'énergie avec les sucres et la protection avec les graisses. Il fournit également les systèmes de défense, ce qu'aucun lait maternisé ne pourra donner.

L'allaitement fournit aussi la chaleur et le contact, les câlins et l'affection nécessaires pour combler la sphère émotionnelle. L'enfant recevant dans le même temps toutes les émotions de la mère, une symbiose totale se met en place.

C'est une phase fondatrice qui permet au « petit d'Homme » sans défenses de découvrir le monde à travers sa mère. La mère, quant à elle, remplit sa mission de soumission aux besoins de l'enfant, forme de sacrifice symbolisant l'amour maternel.

Une fois que la femme a donné le sein à son bébé, le processus de lactation va se mettre en place et la montée de lait va se faire dans les deux à trois jours qui suivent l'accouchement. Le bébé aura bénéficié de tous les avantages qu'apporte la consommation du colostrum et pourra alors profiter de ceux apportés par l'allaitement en lui-même.

« Le lait maternel a déjà un avantage énorme sur les laits maternisés, il est naturellement stérile, à la bonne température et disponible à tout moment.

Le lait maternel contient jusqu'à deux fois plus de glucides que le lait de vache et ses sucres ont une action spécifique sur la flore intestinale.

Il contient moins de minéraux que le lait de vache, cependant la proportion de minéraux présents dans le lait humain est plus adaptée au développement d'un être humain et non d'un bovin, le lait de vache obligeant le foie et les reins de l'enfant à travailler plus pour éliminer l'excès de minéraux.

Le fer présent dans le lait maternel est aussi mieux assimilé que celui du lait de vache, le bébé peut absorber jusqu'à 50 % du fer contenu dans le lait de sa mère, alors qu'il n'absorbera que 4 % du fer contenu dans le lait maternisé.

La taurine est un acide aminé jouant un rôle important dans le développement du cerveau et n'étant présent que dans le lait humain.

Les protéines présentes dans le lait de vache sont trois fois supérieures au taux de protéines du lait humain, ce qui est beaucoup trop et surcharge le petit organisme pour éliminer les protéines en excès.

La proportion de graisses est la même dans les deux laits, cependant la qualité est différente. Les lipides du lait maternel sont très digestes et le lait contient du cholestérol nécessaire au bon développement du système nerveux et musculaire. » [11]

Si l'allaitement maternel est la méthode choisie par la maman qui a conscience qu'il s'agit du meilleur moyen de nourrir son enfant, il est possible, grâce à des méthodes naturelles, de favoriser le bon

11. Dr Alain Blondil et Marion Kaplan, *L'alimentation de la femme enceinte et de l'enfant*, Éd. Robert Laffont.

déroulement de cette période qui peut durer six mois et plus, tant sur le plan psychique, que vital et physique. Les « groupes allaitement », généralement présents dans de nombreuses villes, permettent aux mères d'échanger avec d'autres, ainsi qu'avec des sages-femmes, leur vécu par rapport à l'allaitement et peuvent ainsi apporter beaucoup de soutien.

Sur le **plan psychique**, il est important que la mère soit détendue et non stressée pour donner le sein à son enfant car toutes les tensions ressenties par la mère sont automatiquement transférées sur le bébé. Pour cela, il est important d'être à l'écoute pour repérer où se situent les tensions et essayer de trouver leurs causes. Il est possible d'avoir choisi l'allaitement pour correspondre à une attente extérieure sans en avoir vraiment envie pour soi. Là encore, les élixirs floraux pourront être d'un aide précieuse.

• ***Les Fleurs de Bach*** :

- L'élixir *Walnut* pourra aider les femmes victimes des influences extérieures et favorisera l'adaptation à cette nouvelle étape de la vie.
- Si celle qui allaite ne se sent pas à l'aise dans son corps, se trouve honteuse, pudique ou éprouve de la répulsion à donner le sein, alors *Crab Apple* pourra l'aider à se sentir mieux dans son corps et à accepter cette transformation avec amour pour elle-même.
- Si l'allaitement ne se passe pas très bien, que des douleurs se font sentir et que la mère a tendance à avoir du ressentiment pour le bébé qu'elle tient pour responsable, alors *Willow* atténuera ce sentiment d'amertume.
- Si l'allaitement se déroule mal car la mère a peu de lait, que le bébé a du mal à téter et qu'elle est abattue ou désespérée car persuadée qu'elle n'y arrivera pas et que ses tentatives sont vouées à l'échec, *Larch* lui sera d'un grand secours pour regagner confiance en elle.
- Enfin, si la mère ne peut allaiter pour une raison ou pour une autre et qu'elle se sent coupable, *Pine* sera l'élixir qui l'aidera à se déculpabiliser et à éliminer les reproches qu'elle se fait.

Encore une fois, la pratique du yoga, de la méditation ou de la sophrologie peut être bénéfique pour relâcher les tensions et apporter bien-être et détente au mental.

• ***Alimentation*** :

Sur le **plan vivant**, il est particulièrement important d'adopter une alimentation ciblée sur l'allaitement en favorisant les aliments qui stimulent la production de lait comme les céréales complètes, les abricots, les asperges, les haricots verts, les carottes, les patates douces, les petits pois, les noix de pécan et tous les légumes à feuilles vertes, l'avoine, l'orge, le gruyère et la bière (en très petites quantités), le blé, l'amande douce, les lentilles. Les aromates fortement utiles pour augmenter la quantité de lait sont : la coriandre, l'anis, le cumin et le fenouil.

Toutefois, il existe des aliments qui font tarir le lait. Ce sont : le persil, le cerfeuil et l'artichaut.

• ***Les plantes*** :

Les plantes seront là encore de précieuses alliées pour aider à soulager les petits soucis relatifs à l'allaitement.

Dans la plupart des cas, l'allaitement se déroule de manière harmonieuse et de simples tisanes galactagogues et nourrissantes s'avèrent utiles. C'est le cas de la grande consoude, des feuilles de framboisier, de l'ortie ou du trèfle des prés.

Si les seins sont douloureux car un canal est obstrué ou qu'il y a inflammation, passer de l'eau chaude sur la poitrine ou faire un cataplasme avec des feuilles de grande consoude ou avec de l'argile. En cas de crevasses dans les mamelons, appliquer une crème à base de souci pour soigner et renforcer les mamelons.

Dans tous les cas, le remède d'urgence du Dr Bach peut être utilisé sous forme de crème et appliquée en massages entre chaque tétée.

La camomille est utilisée depuis des millénaires pour ses propriétés sédatives, digestives et anti-inflammatoires, sans qu'aucune toxicité n'ait jamais été signalée.

L'*Echinacea purpurea* est considérée comme un stimulant du système immunitaire, et utilisée pour la prévention et le traitement des pathologies du système respiratoire haut, des infections urogénitales et des blessures ; elle contient de la pyrrolizidine, un alcaloïde non toxique ; bien qu'elle soit utilisée depuis très longtemps, il n'existe aucune donnée sur son passage dans le lait ; aucun effet secondaire n'a jamais été rapporté, et elle est considérée comme utilisable pendant l'allaitement. »[12]

Pour terminer, sur le **plan physique**, les promenades régulières dans la nature seront bénéfiques à la mère comme à l'enfant car elles permettent de se sortir un peu la tête des gestes quotidiens relatifs au bébé, à se remplir d'ondes positives et à s'oxygéner les tissus.

Je tiens à préciser que même si l'allaitement est objectivement ce qu'il y a de mieux pour le bébé, ce n'est pas parce que vous ne pouvez pas allaiter que vous êtes une « mauvaise mère ». Là encore, chaque personne est rattachée à une histoire, un contexte social ou familial pas toujours « idéal », ce qui ne favorise pas l'allaitement. Ce que je veux souligner ici, c'est qu'il existe des théories qu'il n'est pas toujours facile de mettre en pratique ! Si c'est votre cas, alors soyez tolérante vis-à-vis de vous-même et, surtout, ne culpabilisez pas : ne pas allaiter un enfant n'empêche pas de l'aimer !

12. Hopec K., « Herbal medications and breastfeeding », *JHL*, 1999, 15(2):157-161.

Conclusion

Au terme de ce livre, j'espère qu'il vous semble possible, même si tout ne se présente pas comme vous l'aviez souhaité, de mettre à profit les conseils en naturopathie pour améliorer votre quotidien.

Il est important de rappeler que grossesse et accouchement sont des actes de vie et non de maladie. Comme dans la vie, il existe des moments agréables et heureux, il en est d'autres moins faciles voire douloureux. C'est pourquoi ce livre a suivi ce fil conducteur, en essayant d'envisager les petits soucis relatifs à la grossesse de manière globale et de faire des propositions concernant les différents plans dont nous sommes composés afin de rétablir l'équilibre nécessaire à un bon déroulement de cette période de la vie.

L'intégralité des aliments, plantes, produits et méthodes cités dans ce livre ne représente en aucun cas la totalité des remèdes naturels envisageables pour suivre le déroulement de la grossesse. Ils sont cependant en accord avec ma sensibilité propre, c'est pourquoi ils ont été choisis.

Finalement, je tiens à rappeler que l'objet de ce livre s'adresse uniquement aux femmes en bonne santé, dont la grossesse est dite « physiologique » et non « pathologique ». Bien entendu, c'est ici que se trouvent les limites des techniques naturelles et que le relais se transmet au corps médical qui, en cas de problèmes graves, a heureusement sa place et son expérience pour y faire face. La nature ne pourra alors qu'accompagner les femmes souffrantes s'il est possible qu'un jour nature et technique puissent avancer main dans la main.

Bibliographie

BUSTOS Maximiliano, *Les huiles, nutrition et santé*, Éd. Sully, 2004.

CLERGEAUD Chantal et Lionel, *Huiles de beauté et de santé*, Éd. Les 3 Spirales.

DEROIDE Philippe, *Élixirs floraux, harmonisants de l'âme*, Éd. Le Souffle d'Or, 1992.

Encyclopédie des plantes médicinales, Larousse, 1997.

FABROCINI V. et P., *Guide des Fleurs de Bach*, Éd. De Vecchi, 1996.

HOWARD Judy, *Les remèdes floraux du Dr Bach recommandés aux femmes*, Librairie de Médicis, 1992.

KIEFFER Daniel, *Encyclopédie de revitalisation naturelle*, Éd. Sully, 2001.

L'alimentation de la femme enceinte et de l'enfant selon l'enseignement du Dr Kousmine, Éd. Robert Laffont, 1991.

Le guide des médecines complémentaires, Éd. Céliv, 1997.

MORIN F. Edmonde, *Petit manuel de guérilla à l'usage des femmes enceintes*, Éd. du Seuil, 1985.

RAINVILLE Claudia, *Métamédecine*, Éd. FRJ, 1995.

SOULIER Olivier, *Histoires de vie, messages du corps*, Éd. Sens & Symboles, 2006.

SOULIER Olivier, *Recueils d'articles*, Éd. Sens & Symboles.

TARDIF Alain, *Quand la gastronomie se fait bio*, Éd. Anagramme, 2009.

VALNET Jean (Dr), *La phytothérapie*, Éd. Le Livre de Poche, 1983.

VALNET Jean (Dr), *Traitement des maladies par les fruits, légumes et céréales*, Éd. Maloine, 1977.

WEED Susun S., *Le trèfle de vie. Recueil de plantes médicinales au fil de la grossesse*, Éd. Mamamélis, 1991.

Sites Internet

www.carrefournaissance.fr
www.catoire.fr/chant_prenatal
www.portailnaissance.fr
www.aix-yoga.fr/yoga_et_maternite.htm
www.naissance.fr/haptonomie.cfm
www.passeportsante.net

Table des matières

Dépôt légal : mars 2013 N° imprimeur : 031344330

Imprimé en France par Présence Graphique - Monts.